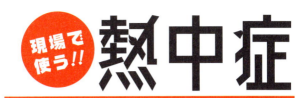

現場で使う!! 熱中症ポケットマニュアル

[編著] **三宅康史**
帝京大学医学部附属病院高度救命救急センター長
帝京大学医学部救急医学講座教授

中外医学社

●執筆者 （執筆順）

三宅康史　帝京大学医学部附属病院高度救命救急センター長・教授

清水敬樹　東京都立多摩総合医療センター救命救急センターセンター長

西　竜一　帝京大学医学部附属病院高度救命救急センター

登内道彦　気象業務支援センター振興部部長

渡部厚一　筑波大学体育系准教授

中村俊介　横浜労災病院救命救急センター救急科部長

永田高志　九州大学大学院医学研究院先端医療医学講座災害救急医学分野

三浦邦久　江東病院副院長・救急室長

加納誠也　帝京大学医学部附属病院高度救命救急センター

立澤直子　帝京大学医学部附属病院総合診療 ER センター

中澤佳穂子　帝京大学医学部附属病院高度救命救急センター

海老原直樹　国立成育医療研究センター集中治療科

神田　潤　帝京大学医学部附属病院高度救命救急センター

序

　2018 年の夏は，2010 年の 1,800 人近くに上った熱中症を原因とする
死亡者数に近い 1,500 人あまりが亡くなりました．その衝撃が大きいのは，
1 年を通して死亡した数ではなく，夏のほんの数カ月間でこの数に達した
からなのです．

　予防が可能なこの病気で，死亡者がこの数にまでなるのはいくつか原因
があります．日本の夏そのものの暑さが毎年厳しくなり，地球温暖化の影
響は熱中症弱者の代表である高齢者が住む部屋の温度を昼夜なく高温化す
ることで，彼らの食欲を削ぎ脱水を進行させ，体力を奪って持病を悪化さ
せたことで，病態的にも複雑な重症熱中症を引き起こし，その命をも脅か
しているのです．高齢化以外にも，社会的孤立化，経済的貧困化の進行が，
傷病者の発見を遅らせ，治療に結びつかず重症化につながっているのです．

　それを食い止めるべく，この度，本邦初 の「熱中症」ポケットマニュア
ルを上梓いたしました．

　最初に一気に熱中症に関する注意事項をリスト形式で並べ，それらをチ
ェックすることで重要事項がカバーできるようにまとめたポケットマニュ
アルです．

　前半部分には，"いろいろな現場"ですぐに役立つ熱中症に関する基本
的な知識や重要事項，知っておかねばならないポイントを，イベントや部
活動，課外活動の準備の間に，そして炎天下の現場ですぐに配布して，皆
で情報共有できるようなチェックリストにしてカラー版で用意しました．
それぞれのシチュエーションに応じて使いこなせるよう，何処で，誰が，
どういう対象に対して使用するのかを一目でわかるようイラストで示して
あります．そして，1 枚 1 枚のチェックリストには，後半部分にそれに対
応した解説が数ページにわたり掲載されているので，チェックリストを使
い終わった後に復習したり，次に使う前に予習して，自分でも納得いく説
明ができるようになれるはずです．

　このチェックリストを使う人は，むしろ専門医ではない医師や看護師か
ら，現場で実際に熱中症対策を明日から，いや今日これから始めなければ
いけないイベントを主催する行政や民間団体の安全対策責任者，運動会の
開催責任者，体育系クラブや部活動の指導者，仕事場の現場監督，高齢者
施設や介護支援施設のリーダーなどが対象です．ですから，なるべくわか
りやすい解説で短時間に読み終えるよう，重要点を中心にまとめて記載し
ています．

　本書が，手に取ったその日から早速役に立って，たくさんの熱中症リス
クのある方々が無事に暑い夏を過ごされることを祈念しております．

帝京大学医学部附属病院高度救命救急センター / 帝京大学医学部救急医学講座

三宅 康史

本書の使い方

前半

　箇条書きで分かりやすく区分けされたカラー刷りのチェックリストが17あり，概要，予防・診断・応急処置・治療，そして予後予測などに利用できることはもちろんのこと，事前の体調チェックや野外活動の中止基準なども丁寧に記載しているので，医療従事者だけでなく，介護施設の職員，マスコミ関係者，スポーツコーチや工事の現場監督といった職種の方々が活用できます．色々な視点から作られたチェックリストなので，マニュアル，アルゴリズム，アクションカードとしても使えます．現場の皆さんで広く共有してください．

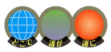

➡それぞれ使用する場面が想起しやすいよう，誰が，どのような状況で，誰のために使用するかを一目でわかる右上に提示．

➡チェックリストを使う利点も提示しています

後半

マスコミ関係者など医療従事者でない方々から，熱中症症例を診察する可能性のある医療者まで，チェックリストの根拠や熱中症の疫学，メカニズムなどを学べる解説パート．

付録

日本語，英語，中国語，韓国語の4カ国語で，日本滞在中の熱中症に対する注意事項を箇条書きにして左ページに6つ，右ページには熱中症にかかった場合の応急処置の方法と医療機関への搬送基準をアルゴリズムで示しています．

対象

　救急医・一般内科医・校医・介護福祉関係スタッフ・小学校〜高校体育教師・サッカーなどスポーツコーチ・イベント開催安全管理担当者，職場の現場監督，など

目　次

🔥 チェックリスト 01 〜 17　　　1

【熱中症ってなに: 熱中症の概要・診断】

01. 熱中症の本質 ················〈三宅康史〉 20
　　熱中症の定義 ······································ 20
　　いつ，誰が，どこで熱中症になっているのか ·········· 20
　　最近の熱中症の傾向 ································ 22
　　チェックリストの使用にあたって ···················· 23
　　コラム: 労作性熱中症と非労作性（古典的）熱中症の
　　具体的な違い ···································· 24

02. 熱中症かも？　臨床症状 ···············〈清水敬樹〉 25
　　臨床症状 ·· 25
　　Ⅰ度，Ⅱ度，Ⅲ度の各症状とは ···················· 25
　　症状の内容や速度の個人差 ························ 26
　　体温が上昇していなくても熱中症の場合がある？ ······ 26

03. これがあれば熱中症を疑う ··············〈清水敬樹〉 28
　　初発症状 ·· 28
　　前兆，予兆？ ···································· 28
　　熱中症弱者の初発症状？ ·························· 29
　　夜間の初発症状 ·································· 29

04. 熱中症の臨床診断分類 ················〈三宅康史〉 30
　　多彩な症状から熱中症を疑い，その重症度を測る
　　ことは難しい ······································ 30
　　前提条件とⅠ度，Ⅱ度，Ⅲ度の症状と決め手となる
　　所見 ·· 30
　　誰もが現場でできることを指標に重症度・緊急度を
　　判断する ·· 32

i

チェックリストの使用にあたって ……………………… 32

【熱中症になりやすい人とは：熱中症のリスクファクター】

05. 各層のリスクファクター ………………………〈西　竜一〉 33
　　年齢別リスクファクター ……………………………………… 33
　　高齢者のリスクファクター ………………………………… 34
　　若年/壮年者のリスクファクター ………………………… 35
　　その他のリスクファクター ………………………………… 37

06. 活動開始前の環境/体調/行動の３条件による
　　リスク判定 ………………………………………〈三宅康史〉 39
　　熱中症になる３つの条件 …………………………………… 39
　　環境のリスクファクター …………………………………… 39
　　体調のリスクファクター …………………………………… 41
　　行動のリスクファクター …………………………………… 41
　　チェックリストの使用にあたって ……………………… 41

07. 活動開始前の天候（WBGT 値）のリスク判定
　　………………………………………………………〈登内道彦〉 43
　　熱中症予防情報 ………………………………………………… 43
　　年々暑くなる夏 ………………………………………………… 45
　　暑さに注意が必要な場所 …………………………………… 46
　　さまざまなガイドライン …………………………………… 47

08. スポーツ活動における熱中症予防自己チェック
　　リスト ……………………………………………〈渡部厚一〉 50
　　なぜスポーツで熱中症が生じやすいのか？ ………… 50
　　スポーツ種目と熱中症 ……………………………………… 50
　　熱中症関連推奨エビデンスレベル ……………………… 51
　　水分補給の方法 ………………………………………………… 51
　　冷却法 ……………………………………………………………… 53
　　熱中症予防のための運動指針 …………………………… 53

09. 暑熱環境下での肉体労働における熱中症リスク判定
　　………………………………………………………〈中村俊介〉 55
　　労働者における熱中症 ……………………………………… 55

暑熱環境下の作業における熱中症予防対策‥‥‥‥‥55

10. 屋外イベント開始時の自己申告チェックリスト
　　‥‥‥‥‥‥‥‥‥‥‥‥‥‥‥‥‥〈永田高志〉62
　　スタッフ・一般来場者　両者向け‥‥‥‥‥‥‥‥‥62
　　スタッフ・運営関係者向け‥‥‥‥‥‥‥‥‥‥‥‥62
　　屋外イベントの会場における環境整備‥‥‥‥‥‥‥63
　　屋外イベントにおける熱中症発生時の救護計画‥‥‥63

11. 介護を必要とする高齢者向けベッドサイド
　　チェックリスト‥‥‥‥‥‥‥‥‥‥‥‥〈三浦邦久〉65
　　熱中症の発症機序‥‥‥‥‥‥‥‥‥‥‥‥‥‥‥‥65
　　何故日常生活中の熱中症は，高齢者に多いのか？‥‥65
　　熱中症はどんな人に起こるのであろうか？‥‥‥‥‥66
　　気象情報も重要！‥‥‥‥‥‥‥‥‥‥‥‥‥‥‥‥67
　　体温異常の把握‥‥‥‥‥‥‥‥‥‥‥‥‥‥‥‥‥67
　　エアコンの効果‥‥‥‥‥‥‥‥‥‥‥‥‥‥‥‥‥67
　　熱中症の予防‥‥‥‥‥‥‥‥‥‥‥‥‥‥‥‥‥‥67
　　気温が高くなくても湿度が高いと，熱中症になる
　　ことがある‥‥‥‥‥‥‥‥‥‥‥‥‥‥‥‥‥‥‥68
　　コラム：熱中症の予防・治療に飲用するものは？‥‥69
　　コラム：かくれ脱水‥‥‥‥‥‥‥‥‥‥‥‥‥‥‥70

【熱中症にならないために注意すること：熱中症の予防】
12. 一般の人の"今日これから"熱中症にならないための
　　注意事項‥‥‥‥‥‥‥‥‥‥‥‥‥‥‥〈加納誠也〉71
　　暑さを避ける工夫をしよう‥‥‥‥‥‥‥‥‥‥‥‥71
　　水分補給の工夫をしよう‥‥‥‥‥‥‥‥‥‥‥‥‥72
　　体調管理の工夫をしよう‥‥‥‥‥‥‥‥‥‥‥‥‥73

13. 高齢者の熱中症にならないためのチェックリスト
　　‥‥‥‥‥‥‥‥‥‥‥‥‥‥‥‥‥〈立澤直子〉75
　　暑熱環境をこまめに確認する‥‥‥‥‥‥‥‥‥‥‥75
　　暑さを我慢せずエアコン，扇風機などを使用，
　　衣類も暑さを避ける工夫を‥‥‥‥‥‥‥‥‥‥‥‥75

常日頃から3度の食事をしっかりと摂取し，
こまめに水分，塩分，糖分を摂る習慣をつける⋯⋯⋯76
日頃から暑さに備えた体力づくりをし，自身の体力の
限界，持病，内服薬を把握する⋯⋯⋯⋯⋯⋯⋯⋯⋯76
家族やご近所，ヘルパー，行政などと密に連絡を
取り合う⋯⋯⋯⋯⋯⋯⋯⋯⋯⋯⋯⋯⋯⋯⋯⋯⋯⋯77

14. 熱中症リスクとなる高齢者の脱水サイン〈中澤佳穂子〉 79
脱水とは⋯⋯⋯⋯⋯⋯⋯⋯⋯⋯⋯⋯⋯⋯⋯⋯⋯⋯⋯79
脱水になりやすい高齢者の背景⋯⋯⋯⋯⋯⋯⋯⋯⋯80
高齢者の脱水サイン⋯⋯⋯⋯⋯⋯⋯⋯⋯⋯⋯⋯⋯⋯80

15. 乳幼児の夏に気をつける脱水症/熱中症チェックリスト
⋯⋯⋯⋯⋯⋯⋯⋯⋯⋯⋯⋯⋯⋯⋯⋯⋯〈海老原直樹〉83
保護者の力で子どもの熱中症を予防/軽症化⋯⋯⋯83
こんな症状に注意⋯⋯⋯⋯⋯⋯⋯⋯⋯⋯⋯⋯⋯⋯⋯83
こんな状況に注意⋯⋯⋯⋯⋯⋯⋯⋯⋯⋯⋯⋯⋯⋯⋯84
こんな対応に注意⋯⋯⋯⋯⋯⋯⋯⋯⋯⋯⋯⋯⋯⋯⋯84
暑熱順化の促進/熱中症予防⋯⋯⋯⋯⋯⋯⋯⋯⋯⋯⋯85

【熱中症にかかったら：熱中症の応急処置と対処】
16. 4つのCHECKで判断する応急処置でわかる緊急度
（重症度）診断アルゴリズム⋯⋯⋯⋯⋯⋯〈三宅康史〉86
CHECK 1：熱中症を疑う症状がありますか？⋯⋯⋯86
CHECK 2：呼びかけに応えますか？⋯⋯⋯⋯⋯⋯87
CHECK 3：水分を自力で摂取できますか？⋯⋯⋯⋯87
CHECK 4：症状が良くなりましたか？⋯⋯⋯⋯⋯⋯88

17. 救急隊員による熱中症の現場重症度判定⋯〈神田　潤〉89
熱中症で救急要請される患者さんとは？⋯⋯⋯⋯⋯89
搬送先を選定するトリアージに必要な観察⋯⋯⋯⋯90
現場で必要な処置⋯⋯⋯⋯⋯⋯⋯⋯⋯⋯⋯⋯⋯⋯⋯91
軽症熱中症患者に対して（一般病院での対応)⋯⋯⋯91
重症熱中症に対して（救命救急センター・
集中治療室での対応)⋯⋯⋯⋯⋯⋯⋯⋯⋯⋯⋯⋯93

付. 外国人にも対応できる注意喚起パンフレット
....〈三宅康史〉 95
熱中症にならないための注意点...........................95
熱中症になったときの対処法...........................95
日本語版..96
英語版..98
中国語版..100
韓国語版..102

索引..105

LIST 01 いつ, 誰が, どこで？ 熱中症とは？ チェックリスト

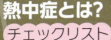
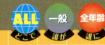

このリストの活用による利点

熱中症っていう言葉, 夏が近づいてくると天気予報やニュース, ワイドショーでよく耳にするようになります. でも熱中症ってなんのこと？以前は日射病や熱射病って呼んでたのと同じかしら…!?
暑い環境に長くいて体調不良が起こったらそれはすべて熱中症という病気の可能性があります. 熱中症かどうかをしっかり見極めて正しい対処をしないと, 場合によっては後遺症が残ったり, 命に関わる危険性も出てきます.

<いつ><だれが><どこで>の 3 つの視点から, 今起こっている体調不良が, 熱中症かどうかを正しく判断し, 手助けが必要かどうかを考えます.

・いつなるのか

- [ ] 気温が高いとき
- [ ] 湿度が高いとき
- [ ] 急に暑くなった日
- [ ] 猛暑日と熱帯夜が連続しているとき（熱波）
- [ ] 梅雨明け直後
- [ ] 日差しがきついとき
- [ ] 風が弱いとき
- [ ] 暑さ指数（WBGT）が高いとき

・誰がなるのか

- [ ] 高齢者
- [ ] 小学生低学年以下の子ども
- [ ] すでに体調を崩している人（過労, 寝不足, 二日酔い, 風邪, 下痢・嘔吐, ストレス）
- [ ] 肥満ぎみの人
- [ ] 暑さに慣れていない人
- [ ] 運動不足の人
- [ ] 持病のある人
- [ ] 休まずに長く運動を続けた人
- [ ] 水分補給をせずに働いた人

・どこでなるのか

- [ ] 炎天下の屋外
- [ ] 閉め切った屋内
- [ ] エアコンのかかっていない屋内や車中
- [ ] 集団行動中
- [ ] 学校行事の最中
- [ ] イベント会場

このリストの解説は → p.20

熱中症かも？
臨床症状 チェックリスト

LIST 02

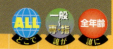

ALL どこで／一般・専門 誰が／全年齢 誰に

このリストの活用による利点………

臨床症状は必ずしも熱中症に特異的なものではありません．暑熱環境下という状況を踏まえて熱中症の症状である可能性を疑うことが重要です．また，症状から熱中症を疑い早期対応することで病態の進行を防ぐことができます．

熱中症のⅠ度，Ⅱ度，Ⅲ度でよくみられる症状
(日本救急医学会熱中症分類 2015)

▪ Ⅰ度：現場での応急処置で対応できる軽症

- ☐ めまい
- ☐ 立ちくらみ
- ☐ 顔のほてり
- ☐ 一時的な失神（脳への血流が瞬間的に不十分になったことで生じる）
- ☐ 筋肉痛
- ☐ 筋肉の硬直（発汗に伴う塩分の不足で生じるこむら返り）
- ☐ 大量の発汗

▪ Ⅱ度：病院への搬送を必要とする中等症

- ☐ 頭痛
- ☐ 気分の不快
- ☐ 吐き気
- ☐ 嘔吐
- ☐ 倦怠感
- ☐ 虚脱感

▪ Ⅲ度：入院して集中治療の必要性のある重症

- ☐ 意識障害
- ☐ けいれん
- ☐ 手足の運動障害
- ☐ 高体温（体に触ると熱い，いわゆる熱射病，重度の日射病）

このリストの解説は p.25

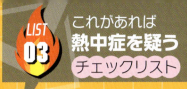
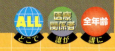

LIST 03 これがあれば熱中症を疑うチェックリスト

このリストの活用による利点……▶ 熱中症に陥りやすい人は，その人が持つ身体的特徴や基礎疾患，背景，体調などにより症状は大きく異なります．また，本人にしか自覚できない前兆などもあり周囲の人々の注意深い観察力なども重要になります．

バイスタンダーが熱中症を疑う条件

・熱中症弱者
- ☐ 乳幼児
- ☐ 小児
- ☐ 成人
- ☐ 高齢者
- ☐ 妊産婦
- ☐ 訪日外国人
- ☐ 肥満

・基礎疾患
- ☐ 糖尿病
- ☐ 腎臓病
- ☐ 透析中
- ☐ 心不全
- ☐ 肝臓病
- ☐ 精神病

・背景
- ☐ 独居
- ☐ 夫婦のみ
- ☐ 日中のみ独居
- ☐ かかりつけ医あり
- ☐ コミュニティに属している

・前兆
- ☐ 何か変だ
- ☐ いつもと違う

・初期症状
- ☐ めまい
- ☐ 立ちくらみ
- ☐ 顔のほてり
- ☐ 一時的な失神（脳への血流が瞬間的に不十分になったことで生じる）
- ☐ 筋肉痛
- ☐ 筋肉の硬直（発汗に伴う塩分の不足で生じるこむら返り）
- ☐ 大量の発汗

このリストの解説は ➡ p.28

チェックリスト編

LIST 04 日本と欧米の分類の違いを知る
熱中症の臨床診断分類
チェックリスト

熱中症が疑われた場合に，欧米では臨床症状と深部体温によりその重症度を分類していますが，日本では独自に，現場で対処できるか，中等症以上と判断し医療機関を受診させるかという一般の方でも見極めができるように工夫されており，最重症を入院適応（医療機関で医療者が判断）とする3段階に分類しています．チェックリストでは，その重症度によく見られる症状を列挙します．

日本では，医療機関を受診させるかどうかと応急処置による反応で3段階に，欧米では臨床症状と深部体温により4つに分類します．

■ Ⅰ度
- □ めまい
- □ 立ちくらみ
- □ こむら返り
- □ 手足のしびれ
- □ 筋肉痛
- □ 気分不快

■ Ⅱ度
- □ いつもと様子が違う
- □ なんとなく意識がおかしい
- □ ぐったりしている
- □ 頭痛
- □ 吐き気・嘔吐
- □ 倦怠感
- □ 虚脱感

■ Ⅲ度
Ⅰ度Ⅱ度の症状に加え
- □ 意識障害
- □ けいれん
- □ 四肢の運動障害
- □ 高体温
- □ 肝機能障害
- □ 腎機能障害
- □ 血液凝固障害（最重症）

このリストの解説は → p.30

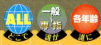

LIST 05 各層のリスクファクター
チェックリスト

このリストの活用による利点……

熱中症になりやすい状況（リスク）はすべて同じではありません．同じものもありますが，違うものもあるということを知ることが大事です．高齢者は一人暮らしであったり，エアコンを使わなかったりといった非労作性熱中症が多く，一方若者は労働や運動時に起こる労作性熱中症が多いという傾向があります．高齢者や乳幼児は体調不良を訴えることが難しいので，周りの人がリスクを認識して注意して観察することが重要です．

年齢層によって熱中症になりやすい状況（リスク）が異なる部分もあります．ここでは＜高齢者＞＜乳幼児＞＜若年／壮年＞とに分けて考えます．

▪ 高齢者

- ☐ 高温多湿環境下
- ☐ エアコンがない，使用していない
- ☐ 社会から孤立している，一人暮らし
- ☐ 基礎疾患（糖尿病，精神疾患，心臓病，腎臓病など）
- ☐ 内服薬（降圧薬，利尿薬，抗てんかん薬，排尿障害治療薬など）
- ☐ 認知症，寝たきり
- ☐ 肥満，低栄養
- ☐ 脱水（発熱，下痢，嘔吐など）
- ☐ 体調不良（過労，寝不足，二日酔いなど）
- ☐ 水分補給がしづらい

▪ 乳幼児

- ☐ 高温多湿環境下
- ☐ エアコンがない，使用していない
- ☐ 長時間のベビーカー
- ☐ 長時間外で遊んでいる
- ☐ 車内にいた
- ☐ 水分補給が不十分
- ☐ 日陰での休憩が不十分
- ☐ 不適切な衣類
- ☐ 脱水（発熱，下痢，嘔吐など）

▪ 若年／壮年

- ☐ 高温多湿環境下
- ☐ エアコンがない，使用していない
- ☐ 基礎疾患（糖尿病，精神疾患，心臓病，腎臓病など）
- ☐ 内服薬（降圧薬，利尿薬，抗てんかん薬，排尿障害治療薬など）
- ☐ 肥満，低栄養
- ☐ 脱水（発熱，下痢，嘔吐など）
- ☐ 体調不良（過労，寝不足，二日酔いなど）
- ☐ 長時間または激しい作業・スポーツ
- ☐ 慣れていない作業・スポーツ
- ☐ 休憩がとれない
- ☐ 水分補給がしづらい
- ☐ ダイエットをしている

このリストの解説は → p.33

LIST 06 3つの条件で判断する 熱中症になりやすさ チェックリスト

現場 どこで / 一般 誰が / 全年齢 誰に

このリストの活用による利点……

これから活動を開始するに当って（場合によっては今住んでいる環境の），それぞれの人が，熱中症になる危険度判定をします．チェック項目が多い場合には，場所を変更する，参加を中止にする，休憩や水分補給を徹底し休み時間を多めに取る，などの対処が必要です．

<環境>＋<体調>＋<行動>の合計点で，総合的に安全性を判断します．

▪ 環境

- ☐ 気温が高い
- ☐ 湿度が高い
- ☐ 急に暑くなった日
- ☐ 猛暑日と熱帯夜が連続（屋外）
- ☐ 風が弱い
- ☐ 日差しがきつい（屋内）
- ☐ 風通しが悪い
- ☐ エアコンがない

▪ 体調

- ☐ 高齢者，乳幼児
- ☐ 身体的な障害のある人
- ☐ 肥満，低栄養状態
- ☐ 糖尿病，心臓病，精神疾患
- ☐ 認知症，脳卒中後遺症
- ☐ 脱水状態（下痢，嘔吐，発熱など）
- ☐ 体調不良（過労，寝不足，二日酔い）

▪ 行動

- ☐ 激しい筋肉運動
- ☐ 馴れていない作業・スポーツ
- ☐ 長時間の作業・スポーツ
- ☐ 休憩が取れない
- ☐ 水分補給がしづらい
- ☐ エアコンを使っていない
- ☐ 換気をしていない

このリストの解説は → p.39

LIST 07 熱中症にならずに安全に活動できるか
活動開始前チェックリスト

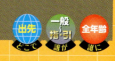

出先 どこで / 一般指引 誰が / 全年齢 誰に

このリストの活用による利点……▶

熱中症は「環境」「体調」「行動」が関係します．「環境（暑さ）」をチェックし，暑いときは「行動」を制限して，無理をしないことが重要です．

チェックリスト編

暑さを確認し，行動が安全かチェックします．

▪ 暑さをチェック
- ☐ 暑さ指数（WBGT）または天気予報（最高気温）を確認しましたか？

▪ していない ⇒http://www.wbgt.env.go.jp/
- ☐ WBGTが31℃以上（最高気温が35℃以上）
  - ○外出は避け，○涼しい室内に移動，○積極的にエアコン・扇風機を使う，○特別の場合以外は運動を中止，○子どもは中止
- ☐ WBGTが28℃以上（最高気温が31℃以上）
  - ○外出時は炎天下を避ける，○室内の温度に注意，
  - ○持久走などの激しい運動を避ける，
  - ○体力のない人，暑さに慣れていない人は運動中止
- ☐ WBGTが25℃以上（最高気温が28℃以上）
  - ○定期的に十分に休憩をとる，
  - ○激しい運動では30分に1回くらいは休憩する
- ☐ 危険な時間（WBGT≧28℃）を確認
  - ⇒○6時，○9時，○12時，○15時，○18時

▪ 暑さへの対応
- ☐ 危険な時間には外出しない，
  - ○時間をずらす（⇒　　時），○日付をずらす（⇒　　日）
- ☐ 外出する場合は，
  - ○日傘・帽子・飲み物を持ちましたか？
  - ○暑いところ（直射日光が強いところ，人ごみ，風通しの悪いところ）を確認
  - ○暑さからの避難場所（コンビニ，ショッピングモール，公園などの風通しの良い日陰）を確認

▪ 特に警戒（いずれかにチェックが入ったら警戒）
- ☐ 急に暑くなった
- ☐ 熱帯夜が続いている
- ☐ （天気予報に）「最高気温が35℃超」or「蒸し暑い」がある

このリストの解説は ➡ p.43

LIST 08 スポーツ活動における熱中症予防自己申告チェックリスト

このリストの活用による利点……▶

スポーツを行う皆さん自身が，そして親やコーチとして周りで見守る皆さんが，スポーツを始める前に，最中に，あるいは危ないと感じた時に，毎回，声をかけあいチェックしあって，短い時間で簡単にできることをまとめています．屋内でも冬でも熱中症は発生する可能性があり，いつでもどこでもチェックしてください．

> スポーツ活動では大量のエネルギーが産生されます．このエネルギーをどのように効率よく放散させるかを意識して，ウォーミングアップ，トレーニング，クールダウンとも対比しながら考えてみましょう．

・スポーツ活動前に

- ☐ 体調は大丈夫ですか？　　　⇒ はい・いいえ
  睡眠不足は機能を悪化させないまでも症状を強くするなどの報告もありますので，活動前に体調チェックを行いましょう．
- ☐ 体の水分は足りていますか？　⇒ はい・いいえ
  体の水分量を推定する方法として，のどの渇きなどの自覚症状をスケールで評価することや尿の色調などがあげられます．

・スポーツ活動中に

- ☐ 水分補給は大丈夫ですか？　　⇒ はい・いいえ
- ☐ 服装に気を付けていますか？　⇒ はい・いいえ
  服装はその工夫によって，体外からの熱を遮ることも，体の熱をうまく放出することもできます．
- ☐ WBGT（暑さ指数）は常にモニターできていますか？
  　⇒ はい・いいえ
- ☐ 運動中に次のような症状がでていませんか？ ⇒ はい・いいえ
  めまい・立ちくらみ，筋肉の痛み，足がつる・こむら返り，手足のしびれ，気分不快，過呼吸
- ☐ 意識がはっきりしていませんか？ 嘔吐していますか？⇒ はい・いいえ
  はい ⇒ 速やかに医療機関に搬送してください

・事後対応

- ☐ 冷やすための水の利用をしていますか？
- ☐ ルール（トレーニング時間なども含む）はこのままで大丈夫ですか？

・スポーツ活動における有用な情報源

- ☐ 国立環境研究所／熱中症予防情報
  www.nies.go.jp/health/HeatStroke/index.html
- ☐ 日本スポーツ協会スポーツ医・科学熱中症
  https://www.japan-sports.or.jp/medicine/heatstroke/
- ☐ 大塚製薬健康を考える
  http://www.otsuka.co.jp/health/heatdisorder/

このリストの解説は ➡ p.50

LIST 09 暑熱環境下の肉体労働開始前自己申告チェックリスト

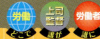

暑熱環境下で作業を始める前や再開する前に,働く人自身が体調を確認することで熱中症発生の危険度を判定します.チェック項目が多い場合は,職場の上長や同僚に申し出て,作業を休止する,作業内容や作業場所を変更する,作業時間を短くする,休憩の頻度を多くする,などの対処について相談する必要があります.

働く人の健康状態やその日の体調から「熱中症になりやすい状態かどうか?」を考えます.また,熱中症の症状がすでに出現していないかについても確認します.

▪ 作業開始前

- ☐ 65歳以上である
- ☐ 初めての作業である
- ☐ 熱中症になったことがある
- ☐ 心筋梗塞や狭心症,心不全にかかったことがある
- ☐ 高血圧である
- ☐ 糖尿病である
- ☐ 太っている
- ☐ 風邪を引いている
- ☐ 熱がある
- ☐ 下痢をしている
- ☐ 吐いている
- ☐ 二日酔いである
- ☐ 食事をとらなかった
- ☐ 寝不足である

▪ 作業開始後・再開前

- ☐ めまい,立ちくらみがする
- ☐ 大量の汗が出てくる
- ☐ 手足や体の一部がつっている
- ☐ 頭がズキンズキンと痛い
- ☐ 吐き気がする
- ☐ 体がだるい
- ☐ 判断力や集中力が低下する
- ☐ まっすぐに歩けない

このリストの解説は p.55

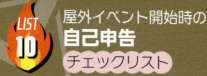
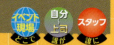

少し厳しい内容かもしれませんが，夏期における屋外イベントに一般来場者として参加される方，そしてイベント主催者やスタッフの生命を守るために役立てばと願います．

熱中症から自分の生命を守る，あるいは主催者としての安全配慮義務を果たすために何が必要かを考えましょう．

▪ 自分自身の体調管理

- ☐ 屋外イベントに参加することができる体調ですか？
- ☐ 熱中症のリスクファクターはありますか？
  (小児，高齢者，内服薬，糖尿病等の基礎疾患の有無，脱水等)
- ☐ 過去に熱中症になったことがありますか？
- ☐ 熱中症になった時に自分で症状を訴えることができますか？
  (精神発達遅滞，遷延性意識障害，失語，意識障害等の基礎疾患の有無)
- ☐ 熱中症を防ぐための衣類（帽子，風通しのいい服装，日除け傘，等）を着ていますか？
- ☐ 十分な水分補給の準備および可能であれば塩分摂取，食事摂取
- ☐ 一人で参加ですか？　複数で参加ですか？
- ☐ 基礎疾患を有する方はお薬手帳の持参と基礎疾患に関する情報メモを持参していますか？
- ☐ 熱中症になった際，大会スタッフや周りの方に助けを求められますか？
- ☐ 緊急連絡先をゼッケンの裏に記入していますか？
- ☐ 意識障害や発熱を起こしうる病気はありますか？

▪ スタッフ・大会関係者向け　屋外イベントにおける熱中症発生の事前見積もり

- ☐ 過去のデータに基づく，開催日の天気，風，気温，時間の把握をしていますか？
- ☐ 昼のイベントか，夜のイベントか？
- ☐ WBGTを用いたモニタリング（連続かつ複数箇所にて）
- ☐ 屋外イベント中止基準の設定
  （マラソンの国際基準ではWBGT28℃以上で中止時の連絡体制を確立）
- ☐ 大会参加者の見積もり（選手，観客，運営関係者，サポーター，ボランティア，その他）
- ☐ 会場における熱中症発生のリスク分析（屋外と屋内の違い，屋根の有無，アスファルトか山間部や臨海部か，等々）

- ☐ 熱中症発生時の屋外イベント主催者としての法的責任と安全配慮義務
- ☐ 熱中症発生時を含む緊急事態・災害に対応するための指揮系統および多機関連携体制
- ☐ 急な気象の変化への対応（降雨，雨風による低体温症の発生の可能性）

▪ 屋外イベントの会場における環境整備

- ☐ 直射日光を避ける屋根等の有無
- ☐ WBGT のリアルタイムでの測定，できれば複数箇所にて
- ☐ 選手，観客，運営関係者，ボランティアのための水分補給，冷却設備（ミスト発生機等）
- ☐ 熱中症発生の注意喚起を促す放送やポスター提示

▪ 屋外イベントにおける熱中症発生時の救護計画

- ☐ 熱中症患者が発生した時の医療救護体制の有無
- ☐ 熱中症対応の訓練を受けた医療スタッフの有無
- ☐ 重症の労作性熱中症に対する現場での診断・治療体制
- ☐ 急速冷却法実施体制の有無
  （氷水冷却法や水道水を用いた流水による冷却）
- ☐ 救急車搬送体制と医療機関の有無
- ☐ 屋外イベントに関する医療機関への事前の周知

このリストの
解説は
➡
p.62

LIST 11 介護を必要とする 高齢者向けベッドサイド チェックリスト

高齢者の特徴として，1）体内水分量低下，2）体温調節能の低下，3）暑さに対する感受性の低下があげられます．東京消防庁熱中症の搬送者数（年齢層・程度別）平成30年7月16日～8月5日によると，熱中症で救急搬送の高齢者ほど入院が多かった，つまり，高齢者の熱中症は重症化しやすいと言えます．このリストを活用することで，高齢者の熱中症予防および早期発見，治療ができます．

介護現場で家族，介護職員が高齢者に対しての熱中症のチェックリストを下記に挙げます．環境+体調+行動で判断していきます．

▪ 環境

- ☐ 気温が高い
- ☐ 湿度が高い
- ☐ 風通しが悪い
- ☐ 急に暑くなった日
- ☐ 猛暑日と熱帯夜がつづく
- ☐ エアコンがない・故障中

▪ 体調

- ☐ 以前熱中症になった人
- ☐ 糖尿病，心臓病，腎臓病
- ☐ 肥満，低栄養状態の人
- ☐ 認知症，脳卒中後遺症
- ☐ 下痢，嘔吐，発熱で脱水状態の人
- ☐ 皮膚が乾燥している
- ☐ 靴下を脱いだ跡が10分以上残る
- ☐ 夜更かしなどで睡眠不足

▪ 行動

- ☐ 水分補給をしない
- ☐ エアコンを使用しない
- ☐ 独居

このリストの解説は → p.65

LIST 12 一般の人の"今日これから" 熱中症にならないための注意事項 チェックリスト

熱中症に限らず,すべての病気は予防が最も重要です.急激な体温上昇を避け,十分な水分補給を行い,適切な体調管理をすれば,熱中症は予防することができます.
チェック項目を確認し,予防のための工夫を知っておく必要があります.

これらの項目をチェックし,適切な予防を実行できるか確認しましょう.

■ 暑さを避ける工夫をしましょう

- ☐ 暑い日に無理をしていませんか?
- ☐ 空調設備を利用する,風通しをよくするなど,室内で快適に過ごせるようにしていますか?
- ☐ 日傘や帽子などで直射日光を避け,ゆったりした吸湿性のよい服装を心がけていますか?

■ 水分補給の工夫をしましょう

- ☐ こまめに水分補給していますか?
- ☐ 常に水分が摂れるように準備していますか?
- ☐ スポーツドリンクや,塩分や水分が適切に配合された経口補水液などを使っていますか?

■ 体調管理の工夫をしましょう

- ☐ 風邪や体調不良の時は正直に申告していますか?
- ☐ 過度な飲酒による脱水を避けていますか?
- ☐ 急激な環境温の変化を避けていますか?
- ☐ 糖尿病や心疾患などの慢性疾患をしっかり管理していますか?

このリストの解説は → p.71

LIST 13 高齢者の熱中症にならないためのチェックリスト

近年の高齢化・夏の猛暑などにともない，高齢者の熱中症が年々増加しています．日々の生活習慣・食事・服装の心がけ，自身の体力・持病の把握と家族や行政を含めた周囲の協力で高齢者の熱中症は予防できます．

日常生活の中で，次の10個のポイントに気を付けて，みんなで高齢者の熱中症を予防しましょう．

▪ 高齢者の熱中症予防チェックリスト

- ☐ 天気予報や日本気象協会のホームページで熱中症情報をこまめにチェックしていますか？
- ☐ 温度計と湿度計をこまめに確認していますか？
- ☐ 我慢しないで，エアコン，扇風機，うちわを使用していますか？
- ☐ すだれや遮熱フィルムなどを活用して直射日光や外気を遮断していますか？
- ☐ 吸汗・速乾性の高い軽装をこころがけていますか？
- ☐ 3度の食事をきちんととっていますか？
- ☐ こまめに水分・塩分・糖分を摂取していますか？
- ☐ 散歩など外出の機会を増やし，熱中症になりにくい体を日頃からつくっていますか？
- ☐ 自分の体力，かかっている病気，飲んでいる薬の作用を把握していますか？
- ☐ ご家族やご近所，行政と密に連絡をとっていますか？

このリストの解説は p.75

LIST 14 熱中症リスクとなる 高齢者の脱水サイン チェックリスト

このリストの活用による利点……… 高齢者は簡単に脱水になります．にもかかわらず，脱水の症状を感じにくかったり，水分摂取に介助が必要だったりするため，周囲が高齢者の脱水サインに気が付くことが大切です．

チェックリスト編

高齢者の脱水サインを，背景，症状から判断します．チェック項目が多い場合には，水分補給を増やすなどの対処が必要です．

▪ 背景

- ☐ 下痢をしている
- ☐ 嘔吐している
- ☐ 発熱がある
- ☐ 糖尿病がある
- ☐ 認知症がある
- ☐ うつ病など精神疾患がある
- ☐ 利尿薬を使用している
- ☐ 下剤を使用している
- ☐ 飲水に介助を要する
- ☐ 食事に介助を要する
- ☐ 排泄に介助を要する
- ☐ 夜間排尿がある

▪ 症状

- ☐ のどが渇く
- ☐ 唇が渇いている
- ☐ 舌が乾いている，亀裂がある
- ☐ わきが乾いている
- ☐ 目が落ち窪んでいる
- ☐ 毛細血管充満が遅い（※1）
- ☐ 皮膚の緊張が低下している（※2）
- ☐ 反応が鈍い
- ☐ いつもと様子が違う

※1 心臓の高さに置いた手の爪の先を軽く圧迫し離すと，通常はすぐもとの爪の色に回復します．脱水の場合は，それが5秒以上かかることを言います．
※2 前胸部や前腕などの皮膚を軽くつまみ上げて離すと，通常はすぐもとの位置にもどります．脱水の場合は，それが2秒以上かかることを言います．

このリストの **解説**は ➡ **p.79**

LIST 15 保護者が注意することで乳幼児の熱中症を予防/軽症化するチェックリスト

熱中症の症状は，炎天下や暑熱環境下での体温上昇と，それに伴う非特異的な症状です．症状を正確に伝えられない子どもにとって，保護者の方の気付き/知識が重要です．熱中症の注意すべき症状，状況，対応を理解することで，子どもを危険な状況から回避できます．

> チェックリストに当てはまるものが多いほど，熱中症である可能性/引き起こす可能性が高く，適切な対応が求められます．

・こんな症状がありますか？

- [ ] 意識状態の変化
    不機嫌 / 啼泣
    → ぐったり / 傾眠 / 反応がおかしい
    → 反応しない / けいれん
- [ ] 全身状態の変化
    赤ら顔，衣類が濡れる程の汗，だるさ / ふらふらする，普段より呼吸が荒い，嘔気 / 嘔吐　等
- [ ] 脱水を示唆する症状
    おしっこの回数 / 量が減る / オムツ交換回数が減る，目が落ち窪んでいる，涙が少ない / 出ない，口腔内 / 唇の乾燥　等

・こんな状況になっていませんか？

- [ ] 休憩 / 水分補給せずに遊び続ける（知らず知らずに進む脱水）
- [ ] エンジンの切れた車内に置き去り（少しだけが命取り）
- [ ] 地面から近いとさらに暑い
    （子どもの背丈 / ベビーカーは意外と危険）

・こんな対応をしていませんか？

- [ ] 水だけを飲ませる（電解質異常や低血糖の危険性）
- [ ] 日焼けを気にして長袖を着せる
    （熱がこもって体温上昇を引き起こす）

このリストの解説は p.83

LIST 16 4つのCHECKで判断する
応急処置でわかる緊急度（重症度）診断チェックリスト

暑熱環境で体調が悪そうな人がいたら，まず熱中症が疑われます．その場合に，やらなければいけないことがいくつかあります．熱中症の応急処置をすぐに始めることと，病院へ連れて行くべきかどうかの判断です．このアルゴリズムでは，現場にいる人が，その2つを同時に安全に行うことができます．すなわち熱中症が疑われる人をみつけたときに，一般の方でも可能な応急処置を施しながら，状態を見極めて，次にどうすればいいかを判断することができるのです．

このアルゴリズムを使えば，一般市民でも，熱中症が疑われる人に対して，必要な応急処置と緊急度・重症度の判断が同時並行でおこなえます．

CHECK 1　熱中症を疑う症状がありますか？
- ☐ いいえ ➡ 終了
- ☐ はい　 ➡ CHECK 2 へ

CHECK 2　呼びかけに応えますか？
- ☐ 応えなければ救急車
- ☐ しっかりしていれば CHECK 3 へ

CHECK 3　水分を自力で摂取できますか？
- ☐ できなければ医療機関へ
- ☐ できたら CHECK 4 へ

CHECK 4　症状が良くなりましたか？
- ☐ 良くならなければ医療機関へ
- ☐ 応急処置を続けながら見守り継続

このリストの解説は ➡ p.86

LIST 17 救急隊員による 熱中症の現場重症度判定 チェックリスト

熱中症の搬送が増えてくると，患者の重症度をしっかり把握してどの病院に搬送するべきかの判断が重要です．このリストにより適切なトリアージと速やかな初期治療（病院での治療のゲートウェイ）を実践してください．

救急隊員と同じようにバイタルサイン，体温，臨床所見で適切なトリアージを行うことができます．

▪ バイタルサイン

（　）内の基準値から1項目でもチェックもれがあれば，救急隊は重症と判断します
- ☐ 意識：　　　　　（30/JCS か，それより良い）
- ☐ 呼吸：　　　　　（10～29/min）
- ☐ 脈拍：　　　　　（50～119/min）
- ☐ 血圧：　　　　　（90～199mmHg）
- ☐ SpO₂：　　　　　（90％以上）

▪ 体温

深部体温が望ましいですが，可能な範囲で構いません
- ☐ 体温：
- ☐ 測定部位：

▪ 臨床所見

救急隊接触時に認める症状をチェックします
- ☐ めまい
- ☐ 発汗
- ☐ 欠神（けいれんを伴わず意識が突然消失し，その後回復する）
- ☐ 筋肉痛（こむら返り）
- ☐ 頭痛
- ☐ 嘔吐
- ☐ 倦怠感
- ☐ 集中力や判断力の低下（1/JCS 以下）

このリストの解説は → p.89

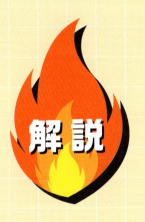

解説 01 熱中症の本質

☑ 熱中症の定義

前提条件として，暑熱（暑いまたは蒸し暑い）環境にいる，またはいたことが必要である．その結果生じるすべての身体の障害を熱中症という．暑熱環境にいるだけで熱中症になれば，古典的（非労作性）熱中症であり，暑熱環境下での身体活動（体内で熱を大量に作り出す筋肉運動）が加わって熱中症になれば，労作性熱中症である．重症度では，日本では，軽症（現場の応急処置で十分で医療機関への受診が必要ないⅠ度），中等症（医療機関への受診を要するⅡ度），重症（入院加療を要するⅢ度）の3段階に，欧米では，臨床症状と深部体温から，熱けいれん，熱失神，熱疲労，熱射病の4段階に分けられる．

☑ いつ，誰が，どこで熱中症になっているのか

毎年，夏の暑さに差があるので，年によって熱中症患者発生の特徴は異なるが，WBGT（暑さ指数）が高くなると熱中症患者が増える．基本的に梅雨明けからお盆までが発生数のピークとなる．1日の内では，夜や午前中よりも昼過ぎから夕方が最も多くなる．

最近で最も暑かった2010年 図1-1 を例に取ると，①梅雨明け直

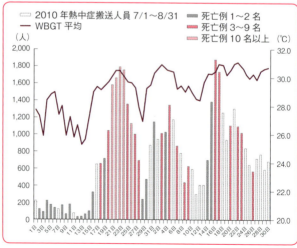

図1-1 全国6地点気象台の24時間のWBGT平均と消防庁の7～8月の熱中症患者搬送数

後（7月15日頃）に熱波が押し寄せ，一気に真夏の暑さになると熱中症患者が急増すること，②暑くなって4日目ぐらいから急激に搬送数（重症例も）が増えること，③7月中旬の第1波が最も死亡者数（≒重症）が多いこと，④第2波以降（7月末とお盆の頃）は重症度，症例数ともにそれほど伸びていないことがわかる．その時期に誰が熱中症になっているのかを分析すると，①梅雨明け直後は誰でも暑さに慣れていないため，労作性熱中症は初日から起こる危険性が高いが，②非労作性（古典的）熱中症は熱波が続いて，外出を控えている高齢者や障害者の過ごしている屋内にも暑さが及んでくる数日後から次々に重症熱中症に陥っていることがわかる．また，③第2波，第3波では第1波に比べ発生数が少ないのは，徐々に暑さ慣れしてくること，暑さ対策が進んでくること，さらに熱中症にかかりにくい元気な人しかもう残っていない，などが考えられる（→コラム参照）．

実際，日本救急医学会が毎夏に行っている熱中症の全国調査（提示は2017年）では，10代のスポーツ中（屋外，男子が多い），中壮年の肉体労働中（男性が圧倒的に多く，屋外が多い），高齢者の日常生活中（男女同数，屋内が多い）ことがわかっている（→ 図1-2 およびコラム参照）．

また総務省消防庁の2018年夏（2010年同様，近年になく暑かった）の救急車搬送データから，具体的な発生場所は，住居内が40%，仕事場13%，学校など教育機関が7%　公衆の場（屋内＋屋外）が22%，道路上が13%程度となっている 図1-3 ．

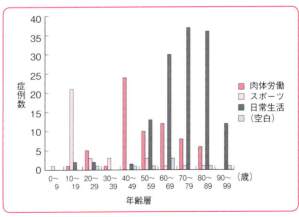

図1-2 熱中症入院例の年齢層別発生状況（HsS2017 より）
（平成30年　日本救急医学会）

（註）HsS2017: Heatstroke STUDY2017 の略．日本救急医学会「熱中症および低体温症に関する委員会」が夏期に行う熱中症患者の全国調査で2006年より継続的に行われている．

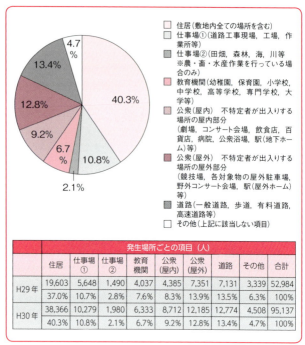

図1-3 発生場所ごとの項目（構成比）（平成30年）（総務省消防庁HPより）

☑ 最近の熱中症の傾向

　チェックリストに示す小学生低学年（学校関連），休憩なし水分補給なしの労働現場での熱中症は，症例数こそまだまだ少なくないが，その重症度（死亡者数など）は徐々に低下してきており，学校関連行事（運動会や体育祭，運動系部活動やクラブ活動）や労働現場では，教員，コーチ，現場監督，親会社などの熱中症予防への指導（と実践）がかなり浸透しつつあることがうかがえる．一方，独居あるいは老夫婦だけの高齢世帯者では，持病がすでにあり，離れて暮らす家族，行政やご近所の見守りが行き届いておらず，エアコンがあっても使わないままに蒸し暑い屋内で長く生活し，自分（やパートナー）が熱中症になっていることにも気付かず，重症化して動けなくなったり，返事をしなくなって初めて認識される例が後を絶たない．その意味もあって死亡例は，圧倒的に高齢者に偏っているのが現状である（→ 図1-4 およびコラム参照）．

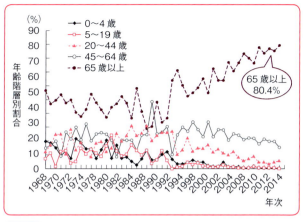

図1-4 熱中症死亡数の年齢層別割合の年次推移
（京都女子大学名誉教授 中井誠一氏提供）

☑ チェックリストの使用にあたって

　このチェックリストを使用することで，今，目の前で体調を崩している人が熱中症かどうかを判断しやすくなる．熱中症は，起こりやすい時間帯（時期），なりやすい人（熱中症弱者），危険な場所（シーン）があり，それを知ることで熱中症の可能性を推し量る（危険性を前もって認識する）ことがしやすくなる．重症かどうかは別にして，まず，熱中症を疑ったら，周りの人に協力を求め，涼しい場所（屋外では見つけることが難しい場合があるので，冷房の効いた屋内または車内）で安静にさせて，体表を冷やしてあげながら，水分補給を試みる．うまく飲んでくれればそのまま様子をみても良い．水が飲めない，状態が良くならない場面には，躊躇なく救急車を呼ぶか，医療機関への受診を考慮する．

　熱中症は早期発見できれば，比較的短時間で良くなる病気である．後遺症もなく翌日からいつもの生活ができる可能性もある．そのために熱中症そのもののことを良く知り，暑い中で調子の悪そうな人がいたら，声を掛けてあげられるようにこころがける．

コラム 労作性熱中症と非労作性(古典的)熱中症の具体的な違い

本文中の熱中症の定義にも示したとおり，労作性熱中症と古典的熱中症にはその背景や発生機序，予後に大きな違いがある．入院例の年齢層別発生数（HsS2107：図1-2の註参照），熱中症死亡数の年次別推移などからその特徴をまとめて 表1-1 に示す．違いを知ってその予防，応急処置と治療に活かしていく必要がある．

表1-1 労作性熱中症と非労作性（古典的）熱中症の比較

	労作性熱中症	非労作性（古典的）熱中症
年齢	若年～中年	高齢者
性差	圧倒的に男性	男女差なし
発生場所	屋外，炎天下	屋内（熱波で急増）
発症までの時間	数時間以内で急激発症	数日以上かかって徐々に悪化
筋肉運動	あり	なし
基礎疾患	なし（健康）	あり（心疾患，糖尿病，脳卒中後遺症，精神疾患，認知症など）
予後	良好	不良

参考文献

① 日本救急医学会，監修．三宅康史，企画・編集．熱中症～日本を襲う熱波の恐怖～．改訂第2版．東京：へるす出版；2017．
② 環境省，編集．熱中症環境保健マニュアル2018．
③ 日本救急医学会熱中症に関する委員会，編．熱中症診療ガイドライン2015. p.7-10. http://www.mhlw.go.jp/file/06-Seisakujouhou-10800000-Iseikyoku/heat-stroke2015.pdf：

熱中症かも？　臨床症状

☑ 臨床症状

　熱中症の症状として特異的なものはない．基本的には暑熱環境下という外因的な条件下でチェックリストのような症状を認めた場合には熱中症を疑うことになる．基本的には熱中症は6月7月8月の時期が大部分を占めており，近年は一般市民である小さな子どもからお年寄りまでが熱中症という言葉を認識している．そのため夏季にチェックリストのような症状から熱中症を疑うことはそれ程難しいことではない．ただ，どの症状も熱中症に特異的ではないことから，過大評価をしてしまう可能性はある．単純に脳血管障害であったり，重症感染症であったりなどの場合もある．しかし，病院外でそれらを厳密に鑑別することは難しく，またその鑑別にあまり強くこだわる必要はない．暑熱環境下でチェックリストのような非特異的な症状を認めた場合には状況から熱中症を疑い，飲水や休憩などで時間をおいても改善しない場合には速やかに病院へ搬送する，という大原則を遵守すればよく，診断は病院の医師に委ねることで十分なはずである．

☑ Ⅰ度，Ⅱ度，Ⅲ度の各症状とは

　症状として，めまいや立ちくらみ，顔のほてり，一時的な失神がある．暑熱環境下で体内に熱がこもり，脳への血流が減ることと，脳そのものの温度が上昇することで引き起こされる．体温上昇に伴い，体にこもった熱を体外に逃がして体温を下げようと，皮膚の血管拡張を認める．その結果，相対的な循環血液量減少を認めショック（重症臓器への血のめぐりが悪くなる）に陥り，脳血流が減少する．また，頻呼吸，頻脈，口唇の痺れも認める．また「こむら返り」と呼ばれる，手足の筋肉がつるなどの症状が出る場合がある．筋肉がピクピクとけいれんし，硬くなることもある．これらの症状は熱中症分類ではⅠ度の範疇で，さらに進行すると全身倦怠感や吐気・嘔吐，頭痛などを伴うとⅡ度と呼ばれる．しかし，このⅠ度，Ⅱ度の症状をあまり厳密に分けて考える必要はなく，経時的な流れの中でまた，飲水や涼しい空間に移動して休息をとるという現場での一般的な対応で改善するか悪化するかがむしろ問題になる．例えば，頭痛は厳密な分類上ではⅡ度になり，病院への搬送が必要とする中等症になるが，飲水，涼しい場所での休息などで頭痛が改善してくれば必ずしも病院に搬送する必要はない．その一方でⅠ度の症状とされる筋肉の硬直を認めたため飲水や涼しい場所での休息をしても改善しない場合には病院への搬送を躊躇してはならない．

それに比べてⅢ度の症状である意識障害やけいれん，手足の運動障害を認めた場合には躊躇なく救急車を呼び病院に搬送する必要がある．また，高体温と思われるいわゆる熱射病の範疇の症状の場合には，Ⅲ度の症状ではあるが，意識レベルが正常であれば，飲水や涼しい場所での休息で症状の改善の有無を評価することで病院への搬送の適応を検討することになる．つまり，意識障害やけいれんを認める場合には多くのケースで高体温という症状も認めるために，高体温はⅢ度の症状に加えられている．

☑ 症状の内容や速度の個人差

　熱中症の症状は，チェックリストのような非特異的なものが一般的であるが，患者がもっている基礎疾患や体調などによっても大きく症状は異なる．一般的な原則も重要であるが，各患者のベースの状態によっても出現する症状の内容や速度も異なることは肝に銘じておく必要がある．特に下痢が数日続いており経口摂取がほとんどできていない状態で暑熱環境下に外出した場合などは，さらなる脱水の進行などによりいきなりショックや意識障害に陥る可能性もあり，通常のⅠ度，Ⅱ度，Ⅲ度という症状のタイムコースをたどるわけではない．また，てんかんの既往がある場合には，暑熱環境下に長期間さらされた場合には脱水に陥り，Ⅰ度熱中症の症状を呈しつつも，そのままてんかん誘発の閾値も低下しててんかんが生じることでⅢ度熱中症の判断になり得る．これをそのままⅢ度の症状と捉えるか，もともとのてんかんが出現しただけと捉えるかの判断は議論があるところではある．また，糖尿病の既往がある場合には，感染症などを契機に糖尿病性ケトアシドーシスという著明な脱水および代謝性アシドーシスを伴う病態に陥ることは知られており，暑熱環境下で，そのような病態もオーバーラップする可能性などもある．特に非労作性熱中症の場合には目撃もなく，基礎疾患がある高齢者が多い特徴がある．つまり，周囲の人々や医療従事者としては症状を認識できず，熱中症であったであろうという結果のみをみていることになる．このような非労作性熱中症は本物の熱中症であったのか，基礎疾患の増悪で体調を悪化させ，結果的に暑熱環境下にさらされて体温が上昇したのかの判断に非常に苦慮する．

☑ 体温が上昇していなくても熱中症の場合がある？

　体温が上昇していなくても熱中症と診断できるだろうか？　日本救急医学会の熱中症診療ガイドライン 2015 でも症状や診断の項目に患者体温に関する記載はない．つまり，何℃以上であれば熱中症である，という体温の基準がないのである．実はこれに関しては日本救急医学会の熱中症および低体温症に関する委員会の中でも非常に激しい議論があった．特に海外の医学雑誌に熱中症の論文を投稿する際に，熱中症患者の inclusion criteria に体温が何故含まれていないのか？　と

いう指摘を必ず受けるという状況が続いている．また実際に日本救急医学会の熱中症の夏の全国調査「Heat Stroke Study」でも初療時の患者体温に関して 35℃などという記載も散見されている．これらの臨床経過を細かく確認すると，例えば炎天下で長時間，畑仕事をしていたお年寄りがめまい，立ちくらみを認めたため自宅に戻り，飲水や休憩をしていたがあまり改善せず，5 時間後には頭痛や吐気を認めたため救急車で病院に搬送された症例で，病着時の体温が 35.8℃であったケースなどである．全身の精査でも特に器質的異常は認めず，状況を鑑みても診断としては熱中症と言わざるを得ない症例である．つまり，熱中症に陥っても現場や自宅などで初期対応や休憩をしっかりとして時間が経過してから数時間後または 1 日後などに病院を受診や搬送された場合には，当然体温は高くないこともあり得る．また，体温上昇という状況でも体温の測定部位の影響も大きい．腋窩などの体表体温ではなく，直腸や食道などの深部体温での体温測定が必要になる．

解説 03 これがあれば熱中症を疑う

☑ 初発症状

日本救急医学会の熱中症分類 2015 では I 度という初期症状として，めまいや立ちくらみ，顔のほてり，失神との記載がある．病態としては暑熱環境下で体内に熱がこもり，脳への血流が減ることと，脳そのものの温度が上昇することで引き起こされる，と説明されている．そのうえ体温上昇に伴い，体内の熱を体外に逃がして体温を下げようと，皮膚の血管拡張を認める．その結果，相対的な循環血液量減少を認めショックに陥り，さらには発汗に伴い純粋な循環血液量減少も認め，より脳血流が減少する．これらの初期症状を認めた場合には，飲水という対応で循環血液量減少を補正し，涼しい場所での休憩という対応で末梢血管の拡張を，つまり相対的な循環血液量減少を補正し，さらには休憩時に横になることなどで重力の影響による血管内容量を補正して脳血流量の減少を抑えることが期待される．

このように熱中症の初発症状を周囲の人々が認識することは，現場での速やかな応急処置，対応に身体がまだ response してくれる初期の時期であることからも非常に重要になる．この初発症状を見逃して症状，病態が進行していくと，飲水や涼しい場所での休憩という応急処置では対応しきれなくなり病院への搬送が必要になる．

☑ 前兆，予兆？

これは実際に熱中症に陥り，病院に搬送された経験がある患者の話などから得られ，蓄積された知識になるが，前述の一般的に知られているめまいや立ちくらみという熱中症の初発症状よりも前に，「何かいつもと違う」，「何か変だな」という自分だけが感じる前兆，予兆のようなものがあるようである．実際にこの前兆，予兆を感じていても暑熱環境下でのスポーツや肉体労働に出向かなければならない状況に追い込まれて，結局その流れの中で一般的な初発症状であるめまい，立ちくらみなどが出現してくるようである．これらの前兆，予兆は本人だけが自覚できるもので，周囲の人々は認識することが難しいということが問題である．熱中症は暑熱環境という外因要因が原因で適切な対応をすることで十分に防ぐことが可能な疾患である．そのため，この前兆，予兆を自分が感じた場合には，自己申告をして暑熱環境下での活動を避ける必要があり，そのような自己申告を行える社会的な環境作りも必要である．

前兆，予兆を感じた場合には勇気を持って申告して活動を回避するか，活動は行うものの，周囲の人々に自分はそのような前兆，予兆を

感じた状態で活動している旨を認知してもらうことで注意深く観察してもらい，何か異常が生じれば早期に休憩，中止させるような体制にしておくことなどが重要になる．

☑ 熱中症弱者の初発症状？

　乳幼児や高齢者や妊婦や精神疾患患者などは熱中症弱者の範疇になる．まず乳幼児は基礎体温が高く，熱を体外に逃がす能力が低く熱がこもる傾向がある．また，自身で症状を訴えることができず，親や周囲の人々がよりていねいに観察する必要がある．乳幼児がめまいや立ちくらみを訴えることはほとんどなく，周囲の人々の洞察力で初発症状を見逃さないことが早期対応に繋がり，病態の進行，悪化を防ぐことが可能になる．高齢者においても体温調節機構が低下しており，また暑さを感じる能力も低下している．また口渇の訴えも乏しいなど，症状の訴えが乏しい特徴がある．そのため周囲の人々もその特徴を認識して WBGT が高い日などはより注意を払い，周囲の人々の方から熱中症ではないか？　という目で積極的に観察する必要がある．現実的には呼吸数の上昇，脈拍数の上昇などは生理学的な異常として早期に視覚的に観察が可能である．これらは熱中症に特異的なバイタルサインではないが，何らかの異常を示す徴候であり，暑熱環境下であったり，WBGT が高い日であったりなどの環境の状況なども相俟って，熱中症を疑うことは難しくはないはずである．また高齢者は心臓病，腎臓病，糖尿病などの元々の基礎疾患を抱えており，高齢という意味でも肉体的に強靱ではなく，初発症状を見逃すことで病態の進行，悪化などから致死的な状況に陥る危険が高まる．熱中症弱者であるからこそ，初発症状への迅速な対応が鍵を握る．精神疾患患者も自身が感じた症状などを訴える能力に乏しく，また精神疾患系の薬剤は熱を体内にこもらせる類いの薬剤が多く，さらには元々の基礎体温が高いという特徴もある．

☑ 夜間の初発症状

　熱中症は夜間にも発生していることは知られている．特に住宅の因子として，日中に部屋の壁や天井が強い日差しを受けることで熱を吸収する．それを夜間になると部屋の空間に逆に熱を放出することで室内温度が上昇する．そのため就寝中も適度に冷房を効かせるなどの対応をしていない場合に，条件が整えば熱中症に陥ることになる．就寝中は周囲の人々も症状の発現には気づきにくいが，例えば，汗を異常にかいているなどは症状の１つになる．パジャマなどが異常に濡れている場合は熱中症の初発症状の可能性も考慮する必要があり，また脱水傾向でもあるはずで，飲水させたり，部屋の温度を調整することも重要である．

解説 04 熱中症の臨床診断分類

症状よりも，前提条件，意識障害，応急処置による反応性で診断と重症度を判別する．

☑ 多彩な症状から熱中症を疑い，その重症度を測ることは難しい

チェックリストに示すように，軽症（Ⅰ度）は，意識は清明であるが，少しクラクラする感じ，ぼーとする感じやふらつきなどが主で，局所症状として筋肉の症状，手足のしびれ感などがある．全身的には気分不快を自覚する程度である．

中等症（Ⅱ度）になると，臓器に特異的な症状が出現する．中枢神経症状として，清明とは言えない意識状態や頭痛，消化器症状としての吐き気や，嘔吐，（腹痛や下痢などもあり），全身症状として，元気なくぐったりしていたり，強い倦怠感や，虚脱感を感じる．

重症（Ⅲ度）になると，標的臓器の症状がハッキリ出現してくる．中枢神経症状として明らかな意識障害やけいれん，四肢の運動障害などが起こり，高体温であることも多い．肝障害や腎障害，さらに最重症例として肝障害・腎障害を伴って出現する血液凝固障害（DIC）は採血によって診断されるが，どれも，高体温と臓器虚血による臓器障害の結果である．

☑ 前提条件とⅠ度，Ⅱ度，Ⅲ度の症状と決め手となる所見

日本における標準的な熱中症の診断分類の最新版を 図4-1 に示す．Ⅰ度～Ⅲ度まで各重症度によく見られる症状が記載されており，それぞれに対応する欧米の診断基準が併記されている．熱中症を診断し重症度を見極めることは，早期に冷却と脱水の補正が開始され，結果として予後を改善する上で特に重要である．そのためには，解説16にも明示されているように，まず，暑熱環境にいる，またはいた人の体調不良を「熱中症ではないか!?」と疑うことがすべてのスタートになる．またそれぞれの症状は特徴的ではあるが，その重症度でよく見られる所見であって，重症度に応じて順番に出現するものではなく，その重症度では必ず起こるというものでもないので，症状にはあまりこだわる必要はない．特に欧米では重要視される体温であるが，現場で正確に深部体温を計ることはまずムリで，前提条件として暑い環境に一定時間いた可能性が高ければ，意識障害のあるなしで軽症か中等症以上かを考え，応急処置を開始しつつ改善するかどうかを見極め，改善傾向がなければ中等症以上と判断し医療機関への搬送を考慮すべきである．

Heatstroke: the Pocket Manual

	症状	重症度	治療	臨床症状からの分類
I度 (応急処置と見守り)	めまい, 立ちくらみ, 生あくび 大量の発汗 筋肉痛, 筋肉の硬直(こむら返り) 意識障害を認めない (JCS=0)		通常は現場で対応可能 →冷所での安静, 体表冷却, 経口的に水分とNaの補給	熱けいれん 熱失神
II度 (医療機関へ)	頭痛, 嘔吐, 倦怠感, 虚脱感, 集中力や判断力の低下 (JCS≦1)		医療機関での診察が必要→体温管理, 安静, 十分な水分とNaの補給(経口摂取が困難なときには点滴にて)	熱疲労
III度 (入院加療)	下記の3つのうちいずれかを含む (C)中枢神経症状(意識障害JCS≧2, 小脳症状, けいれん発作) (H/K)肝・腎機能障害(入院経過観察, 入院加療が必要な程度の肝または腎障害) (D)血液凝固異常(急性期DIC診断基準(日本救急医学会)にてDICと診断)⇒III度の中でも重症型		入院加療(場合により集中治療)が必要 →体温管理(体表冷却に加え体内冷却, 血管内冷却などを追加) 呼吸, 循環管理DIC治療	熱射病

> I度の症状が徐々に改善している場合のみ, 現場の応急処置と見守りでOK

> II度の症状が出現したり, I度に改善が見られない場合, すぐ病院へ搬送する(周囲の人が判断)

> III度か否かは救急隊員や, 病院到着後の診察・検査により診断される

解説編
04 熱中症の臨床診断分類

付記(日本救急医学会熱中症分類2015)

▶ 暑熱環境にいる, あるいはいた後の体調不良はすべて熱中症の可能性がある.

▶ 各重症度における症状は, よく見られる症状であって, その重症度では必ずそれが起こる, あるいは起こらなければ別の重症度に分類されるというものではない.

▶ 熱中症の病態(重症度)は対処のタイミングや内容, 患者側の条件により刻々変化する. 特に意識障害の程度, 体温(特に体表温), 発汗の程度などは, 短時間で変化の程度が大きいので注意が必要である.

▶ そのため, 予防が最も重要であることは論を待たないが, 早期認識, 早期治療で重症化を防げれば, 死に至ることを回避できる.

▶ I度は現場にて対処可能な病態, II度は速やかに医療機関への受診が必要な病態, III度は採血, 医療者による判断により入院(場合によっては集中治療)が必要な病態である.

▶ 欧米で使用される臨床症状からの分類を右端に併記する.

▶ III度は記載法としてIIIc, IIIH, IIIHK, IIICHKD, など障害臓器の頭文字を右下に追記

▶ 治療にあたっては, 労作性か非労作性(古典的)かの鑑別をまず行うことで, その後の治療方針の決定, 合併症管理, 予後予想の助けとなる.

▶ DICは他の臓器障害に合併することがほとんどで, 発症時には最重症と考えて集中治療室などで治療にあたる.

▶ これは, 安岡らの分類を基に, 臨床データに照らしつつ一般市民, 病院前救護, 医療機関による診断とケアについてわかりやすく改訂したものであり, 今後さらなる変更の可能性がある.

図4-1 日本救急医学学会熱中症分類2015

JCOPY 498-16610

☑ 誰もが現場でできることを指標に重症度・緊急度を判断する

前提条件から，目の前の体調不良の人に熱中症の可能性がある，と判断したら，すぐにやるべきことは深部体温の測定ではなく，声を掛けて意識がシッカリしているかを確認することである．意識がハッキリしていなければ，脳卒中や心疾患など他の重大な病気の可能性もあるのですぐに救急車を呼んでよい．意識がハッキリしていれば話を聞いて，チェックリストのⅠ度やⅡ度に示されている症状を確認して，並行して応急処置を始める．周囲の人にも協力をお願いし，涼しい場所に移動して，衣服を緩め，水で濡らしたタオルやハンカチで顔，首筋などを冷やし（コンビニでかち割り氷が手に入ればなおよい），あおいであげる．ペットボトルの水を自ら持って飲んでもらう．このように応急処置を施しつつ安静にして 20 分程度で回復徴候があればそのまま応急処置を続け，回復すれば帰宅も可能となる．よくならない場合は医療機関受診を考慮する（→ 16 章．応急処置でわかる緊急度判定アルゴリズム参照）．

☑ チェックリストの使用にあたって

このチェックリストを使用するにあたってのポイントは 3 つあり，①熱中症でよく起こる症状の組み合わせを知ること，②熱中症に典型的な症状から熱中症を疑う患者を選び出すこと，③症状から重症度をある程度推察すること，である．それによって，次にやるべきことがわかり，早期発見，応急処置の開始，医療機関受診の必要性と早期治療の開始により，熱中症になった人の重症化を防ぐことに直接つながるのである．

参考文献
① 日本救急医学会，監修．三宅康史，企画・編集．熱中症～日本を襲う熱波の恐怖～．改訂第 2 版．東京：へるす出版；2017.
② 環境省，編集．熱中症環境保健マニュアル 2018.
③ 日本救急医学会熱中症に関する委員会，編．熱中症診療ガイドライン 2015. p.7-10

解説 05 各層のリスクファクター

☑ 年齢別リスクファクター

熱中症になりやすい要因は，大きく分けると，①環境，②身体，③行動の3つに分けられる 図5-1 ．同じ環境にいても熱中症を起こす人と起こさない人がいるように，要因が単一のこともあればそれぞれが重なりあって熱中症を引き起こすこともある．

熱中症には，高温環境下での作業やスポーツで起こる労作性熱中症と日常生活の中で起こる非労作性熱中症がある（p.24 コラム参照）．若者や壮年期には労作性，高齢者や乳幼児では非労作性熱中症が多い．

熱中症の病態は熱そのものによる臓器障害と脱水による臓器虚血が本質である．この病態を引き起こすメカニズムやリスクを年齢層別に述べる．

高齢者，乳幼児は「身体」の要因として熱中症になりやすい．他の年齢層と比べ，日常生活における非労作性熱中症をきたしやすく，特に高齢者に起こることが多く，重症例が多いことが特徴である．屋内で発症する非労作性熱中症は高齢の女性，独居に多く，精神疾患，高血圧，糖尿病，認知症などの基礎疾患を有する例は重症化しやすいことは心に留めておく．

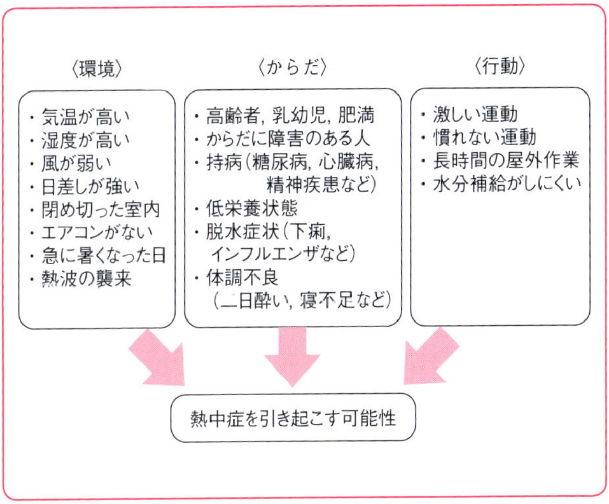

図5-1 熱中症を引き起こす条件
（環境省熱中症環境保健マニュアル 2018）

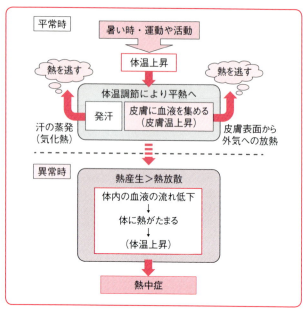

図5-2 熱中症の起こり方（環境省熱中症環境保健マニュアル 2018）

高齢者のリスクファクター

熱中症による死亡例は65歳以上の高齢者が圧倒的に多く，全年齢層のうち約8割を占めている（図1-4参照）．

高齢者は体温調節機能や口渇中枢の衰え，汗もかきにくくなり，基礎疾患を有する頻度が高い．特に認知症があると環境の変化にも気がつかず，周囲に体調不良を訴えることも困難なことがあるため重症例が多いと考えられる．

具体的に説明すると，体温が上昇すれば，①発汗させ汗の蒸発によって熱放散を行う，②皮膚に血液を集め外気への熱伝導によって熱放散を行うという体温調節機能で熱を逃すことで，身体の恒常性（身体の内部環境を一定に保つ仕組み）を維持している 図5-2 ．しかし，高齢者では暑さに対する感覚が鈍くなり（高温環境下でも平気で過ごしてしまう），体温調節機能が衰える．若者に比べて汗の量は少なくなるため熱放散が低下し，皮膚の血流が増えなくなることでも熱放散が低下することによって，熱を逃がしにくく体内に熱がこもる．若者に比べて筋肉量が少なく体内に占める水分量も減少することに加えて，汗をかいても口渇中枢が衰えているため適切な量の飲水を行うことができず，脱水になりやすいという特徴がある．

さらに，基礎疾患，内服薬，認知症，一人暮らしで社会的に孤立している，寝たきり，トイレが近くなるため水分をあまり摂取しないといったケースはさらにリスクは増してくる．

家族や施設職員といった周囲の人がリスクを認識し注意深く観察し，適切なエアコンの使用，水分補給，服装を管理することが重要である．

☑ 若年/壮年者のリスクファクター

この年齢層は労作性熱中症が多い．労作性熱中症は健康な人がスポーツをしたり肉体労働で起こることが多く，典型的には運動選手や肉体労働の従事者である．非労作性に比べて重症例は少ないが，高温多湿な環境で飲水の機会が少ない場合は重症化しやすい．

体を動かすことにより筋肉が熱を産生し体内にこもりやすくなる．

スポーツでは屋外での発症頻度が高く重症例は少ないが，陸上競技などグラウンドでの競技は比較的重症率が高い．種目別においてわが国では野球が最も多い，これは競技人口が単純に多いという理由もあるが，夏場での長時間でのトレーニング環境や長ズボンを履いて行うことや，チームスポーツであり個人の理由での飲水や休息が取りづらいといった理由も一因である．屋内でのスポーツも柔道や剣道といった防具や厚手の衣服を着用する競技は熱を逃がしにくく，体育館など風通しの悪い環境であるとさらにリスクは上がる．

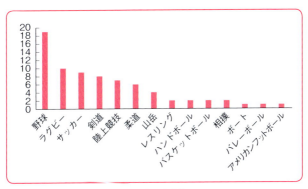

図5-3 体育活動中の競技別熱中症死亡事故

日本スポーツ振興センター学校災害防止調査研究委員会．「体育活動における熱中症予防」調査研究報告書．日本スポーツ振興センター学校安全部，2014，p.11，表2-1-5から作成）

労働も同様で長時間の屋外作業や工場内での発生が多い．業種別では，建設業がもっとも多く，次いで製造業で多く発生しており，この2種で全体の5割を占めるほどである．季節は7，8月，時間帯は日中だけでなく朝夕でも多いことも注意が必要である．

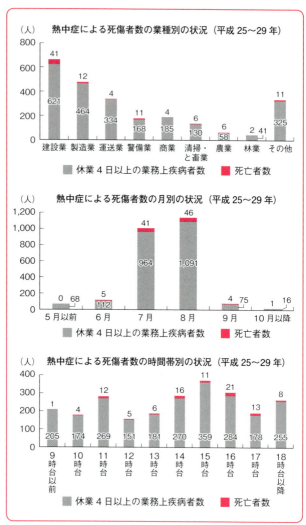

図5-4 職場における熱中症による死傷災害の発生状況（厚生労働省資料）

体調不良，減量を行っている，休み明け初日は体が慣れていないので熱中症をきたしやすく注意が必要である．

指導者や管理者が適切に監督し，長時間の連続した運動，作業は避けるべきである．

水分補給は汗をかいた分だけ摂取する．具体的にはこまめに喉が乾かない間隔で行うこと，また水分だけでなく汗により失われた塩分補給も行うことが重要である．カフェインの入った飲料は利尿作用が強く働くため避けるべきである．

熱中症を予防することを目的に WBGT という指標があり気温，湿度，日射を考慮して作られたものである．これを元に日本体育協会による「熱中症予防運動指針」や日本生気象学会による「日常生活における熱中症予防指針」があり，運動時や日常生活の行動指針が解説されているため，自身の予防はもちろんのこと指導者や管理者も参考にして，運動や労働計画を立てることが重要である（→チェックリスト07 参照）．

☑ その他のリスクファクター

年齢を問わず基礎疾患やそれに伴って処方されている内服薬も熱中症リスクになる．

基礎疾患
・高血圧，心臓病，腎臓病の方は水分，塩分制限をしている場合があり通常通り行っていると脱水になりやすい．
・糖尿病は自律神経の働きの低下により体温調節機能が障害され，また暑くなると運動量が減り血糖値が高くなり脱水になりやすい．
・皮膚疾患は広範囲であれば汗腺，皮膚血流の障害で熱を逃がしにくくなる．
・慢性疾患以外にも過去に熱中症にかかった，発熱，下痢，二日酔い，寝不足などの体調不良時も体温調節機能が低下したり脱水になりやすい．

内服薬
血管を狭くする血管収縮薬，脱水をきたしやすい利尿薬，身体の症状をマスクする抗うつ薬や抗精神病薬，発汗を抑える β 遮断薬や抗コリン作用を持つ薬剤や抗てんかん薬がある．
・利尿薬
暑い時期になると脱水になりやすいにもかかわらず，強制的に水分やナトリウムを腎臓から排泄するため脱水をきたしやすい．心疾患，腎疾患，肝疾患患者に内服例が多い．
・血管収縮薬作用のある薬剤
血管拡張を妨げ皮膚の血流を低下させ放熱を低下させる．

- β ブロッカー
  心機能を抑制し皮膚への血流を低下させ放熱を低下させる．心不全や高血圧患者に使用される．
- 抗コリン作用のある薬剤
  発汗は視床下部の体温調節中枢が体温上昇を感知し遠心性にコリン作動性交感神経を介して全身の汗腺に伝えられることで起きる体温調節機能である．つまり汗を出すことにより体温上昇が抑えられているが，抗コリン薬は発汗を抑え熱中症になりやすくする．抗コリン作用を持つ薬剤は抗パーキンソン病薬，睡眠薬，抗不安薬，抗ヒスタミン薬，抗不整脈薬など鎮痙薬，頻尿治療薬，抗てんかん薬，酔い止め，咳止め，感冒薬などの中に入っている場合もあり，基礎疾患や作用も多岐に渡るため添付文書の記載に注意が必要である．
- 抗てんかん薬
  発汗障害をきたすことがある．特にゾニサミド，トピラマートを服用している場合は注意が必要である．炭酸脱水素酵素阻害による利尿作用もあるので脱水にもなりやすい．
- 抗精神病薬 / 抗うつ薬
  発汗障害，体温調節中枢を抑制する可能性がある．
- 興奮剤 / 覚醒剤
  代謝を亢進させ熱産生を増加する．かぜ薬の中には覚醒剤に似た作用を持つエフェドリン，麻薬の成分であるコデインが含まれているものもある．

　様々な基礎疾患や薬剤がリスクとしてあげられており，特に熱中症シーズンでは注意が必要である．本人，家族，かかりつけ医はリスクを認識し，注意深く観察しながら，ときには薬剤変更や中止の検討も必要である．

解説 06 活動開始前の環境/体調/行動の3条件によるリスク判定

☑ 熱中症になる3つの条件

　食中毒は，ある程度抵抗力の差による発症の違いはあっても，一定以上の量を体内摂取すれば，ほぼ全員が時間差なく食中毒を発症する．それに対して，熱中症に関して言えば，同じ蒸し暑い環境に一緒にいても，全員が同時に熱中症を発症するわけではない．1人，そしてまた1人と，学校での朝礼で倒れる人が出るのと同じように，その数が徐々に増えていき，ようやく異常に気づかれ，暑さからの退避行動がとられることになる．その理由は，今いる場所（環境），その日の体の具合（体調），暑さやその日の作業に対する慣れ（行動）に個人差が大きいため，それらを合算したものが暑さによる身体へのストレスの違いとなり，環境／体調／行動の3つの悪条件が最も多く重なった人から熱中症を発症するのである．

☑ 環境のリスクファクター

（→ 7章．活動開始前の天候（WBGT値）のリスク判定を参照）

　チェックリストにあげたように，熱中症の発症に最も大きな影響を与えるのは，正に暑さそのものである．秋から春までは，風呂場やサウナなど特別な環境を除いて熱中症の発生はない．中井誠一氏，総務

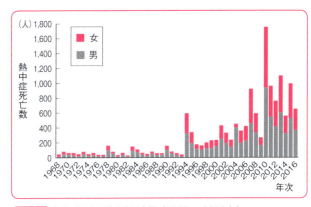

図6-1 年次別男女別熱中症死亡数（1968〜2016年）
提供：京都女子大学教授　中井誠一氏
「熱及び光線の作用」（T67）による死亡数を集計
（注）国内における死亡分類の方法が1995年以降変更となっている点に注意が必要

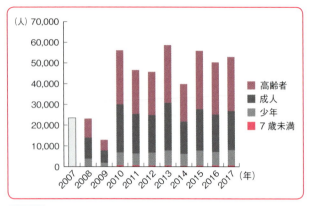

図6-2 熱中症による救急搬送数（5～9月）
総務省消防庁データより小野作図
2007～2009年は7～9月，2010～2014年は6～9月

省消防庁からの調査結果からも，近年猛暑といわれた2010年，2013年，2015年の熱中症死亡者数，熱中症救急車搬送車数は他の年より明らかに増加しているのがわかる **図6-1 図6-2**．

ただ，暑さだけで熱中症患者が増えるのではないこともハッキリしていて，筋肉運動の加わるスポーツや労働環境では，室温が低くても高湿度で風通しの悪い屋内で重症熱中症が発症しているのである．
図6-3では，高温でのスポーツ時（左上）だけでなく，右下の気温が低くても高湿度だけで熱中症死亡例が発生していることに注目して欲しい．

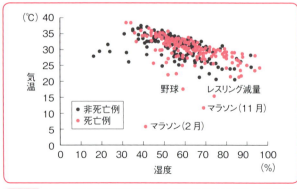

図6-3 運動時熱中症発生時の相対湿度と気温の関係（1970～2013年）
提供：京都女子大学教授　中井誠一氏

☑ 体調のリスクファクター

(➡ 5 章, 11 章も参照)

　熱中症が, 脱水状態や体調不良時に発症しやすいのはすぐに理解できるが, 年齢の要素として, 高齢者は暑さを苦に思わずそのために長く暑い環境にいてしまう, 発汗機能が衰え冷却しづらい, 腎での水分再吸収能低下や喉の渇きを感じにくく水分摂取が遅れることで脱水に陥りやすい. そして暑熱環境下での心負荷が直接死因にもつながる. 一方, 乳幼児は, 自分の意思で水分摂取や退避ができず, 体が小さい分, 環境の影響をもろに受けてしまう. 汗腺の発達が悪く, 効率の良い汗の気化ではなく体表からの放熱によって冷却するので, 環境温の管理や水分補給が特に重要である. 糖尿病, 心疾患, 精神疾患, 認知症などの持病のある人に加え, 四肢の障害, 経済的弱者, 社会とのつながりの少ない人なども, 熱中症になりやすい.

☑ 行動のリスクファクター

(➡ 8 章, 9 章, 10 章も参照)

　今日これから暑熱環境下で行う活動についても, 十分な体力や経験, 馴れの有無, スケジュールの過密さ, 人員不足, 職場環境によって大きな影響を受けるので, そのチェックも怠りなく行う必要がある.

☑ チェックリストの使用にあたって

　このチェックリストを使用する場面は, 参加する人々の中からリスクの高い集団の抽出, 特に注意すべき熱中症弱者の選別に利用するだけでなく, 前もって情報収集した当日の暑さ, 日射を現場で改めて検証するのに用いる. 次いで, 自己申告により, 当日の体調のチェックを行う. さらに, 当日のスケジュール日程から, 運動負荷, 行動範囲, 水分補給やエアコンの効いた環境での休憩場へのアクセスの良さなどを調べ, 回避できる危険性を把握し, その改善に努めるために使用する. そして主催者側が自らチェックするリストを 表6-1 に掲げる (10 章も参照).

表6-1 集団活動における熱中症対策のポイント
　　　　（環境省. 熱中症環境保健マニュアル 2018 より）

☐ 熱中症予防の責任者を決めたか
☐ 熱中症予防の監督者を配置したか
☐ すぐ利用できる休憩場所を確保したか
☐ こまめに休憩が取れるように休み時間を予定に入れたか
☐ いつでも飲める冷たい飲料を準備したか
☐ 体力や体調に合わせたペースを守るように指導したか
☐ 気軽に体調を相談できる雰囲気を作ったか
☐ 体調不良は正直に申告するよう指導したか
☐ 相互に体調を気遣うように指導したか

熱中症による犠牲者を出さないための 3 条件と，それに対処する側の
チェックリストによって，初めて安全な暑熱環境下での活動が可能に
なるのである．

参考文献

① 日本救急医学会，監修．三宅康史，企画・編集．熱中症〜日本を襲う熱波の恐怖〜．改訂第 2 版．東京：へるす出版；2017．

② 環境省，編集．熱中症環境保健マニュアル 2018．

③ 日本救急医学会熱中症に関する委員会，編．熱中症診療ガイドライン 2015. p.7-10. http://www.mhlw.go.jp/file/06-Seisakujouhou-10800000-Iseikyoku/heatstroke2015.pdf：

④ 三宅康史．重症熱中症の病態と治療．臨床スポーツ医学．2018；35：718-26．

⑤ 三宅康史，神田　潤，宮本和幸，他．レセプトデータを用いた最近 5 年の熱中症患者の推移（2010 〜 2014 年）．日本医師会雑誌．2015；144：527-32．

解説 07 活動開始前の天候(WBGT値)のリスク判定

☑ 熱中症予防情報

　環境省では，熱中症予防の啓発活動および情報提供の一環として，平成18年度から「熱中症予防情報サイト」(http://www.wbgt.env.go.jp/)を運用しており，東京，新潟，名古屋，大阪，福岡，広島，札幌，仙台，鹿児島，高知，那覇の11都市「暑さ指数」実況値を含む全国約840地点の「実況推定値」，今日・明日・明後日の「暑さ指数予測値」を5月～9月の期間提供している（ 図7-1 ，年によっては4月後半，10月前半も）．

　各地点の「暑さ指数」のページでは 図7-2 のように，現在の「暑さ指数」がページ上部に表示され，その下に，「暑さ指数」の当日の変化が，実況は実線，予測は点線で図示され，さらに，今日・明日・明後日の「暑さ指数」予測値が表で示されている．「暑さ指数」は，「熱中症予防のための運動指針」の危険度別に5色で色分けされており，熱中症搬送者が急激に増え始める「WBGTが28～31℃(厳重警戒)」は「オレンジ色」，熱中症搬送者が大量発生する「WBGTが31℃以上(原則運動中止)」は「赤色」で表示される．これらの情報から 表7-1 などを参考に，今日・明日・明後日の熱中症の危険度，熱中症に注意が必要な時間帯を確認し，適切な対策を検討する．

　また，「暑さ指数」のページでは「生活の場」における「暑さ指数」も併せて表示しており(http://www.wbgt.env.go.jp/lifewbgt.php)，「子供」の生活空間や，「住宅地」「体育館」「バス停」などの暑さ指数

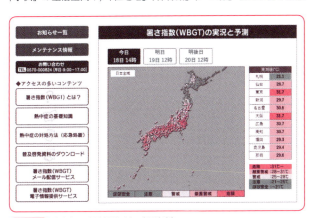

図7-1　熱中症予防情報サイト（環境省）

の特徴も示されている．なお，同サイトでは，携帯電話向けの情報サイト（http://www.wbgt.env.go.jp/sp/）や，登録した地点で基準値を上回った場合メールが配信される「メール配信サービス」，地方自治体等を対象とした「暑さ指数データ送信サービス」も行っている．

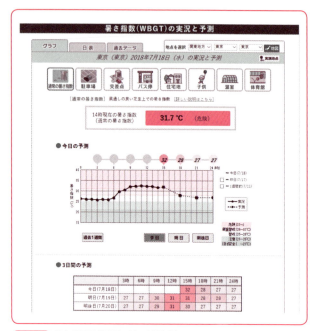

図7-2 熱中症予防情報サイト（環境省）

表7-1 「暑さ指数」（WBGT）のチェックポイント

チェックポイント	チェック項目	一般環境における注意事項
WBGTが28℃を超えていないか？	オレンジ色の時間帯の有無，危険な時間を確認	外出時は炎天下を避ける．部屋の温度をこまめにチェックする
WBGTが31℃を超えていないか？	赤色の時間帯の有無，危険な時間を確認	外出は避け，涼しい室内に移動する
急に暑くなっていないか？	前日に比べて暑さ指数が3℃以上上昇	急な暑さは危険．作業や運動を控え，水分を多く取る
夜のWBGTが25℃を上回っていないか？	夜から朝の暑さ指数が25℃以上	夜もWBGTが高い日が続くと，高齢者の熱中症患者が増加する．積極的にエアコンを利用する

Heatstroke: the Pocket Manual

☑ 年々暑くなる夏

　ここ数年，日本は暑い夏となることが多く，2010 年（6 〜 9 月で56,119 の熱中症救急搬送者数 [消防庁] を記録），2013 年（高知県四万十市で最高気温 41.0℃を記録），2015 年（東京で 8 日連続猛暑日）はいわゆる「猛暑」となった．2018 年（埼玉県熊谷市で最高気温 41.1℃を更新）も，梅雨明けが早くかつ暑さが長く続き，平成 30年 5 月から 9 月の全国における熱中症による救急搬送人員数の累計は95,137 人となった（消防庁熱中症搬送者情報 https://www.fdma.go.jp/disaster/heatstroke/post1.html　2019 年 5 月 30 日閲覧）．

表7-2　月別平均気温の変化（東京，気象庁ホームページより作成）

		1月	2月	3月	4月	5月	6月	7月	8月	9月	10月	11月	12月
1991-2000	[a]	6.4	6.6	9.4	14.8	19.0	22.1	26.1	27.3	24.0	18.8	13.5	8.9
2001-2010	[b]	6.3	7.1	10.0	14.9	19.0	22.8	26.5	27.5	24.2	18.8	13.6	8.8
2010-2018	[c]	5.7	6.2	9.9	14.8	19.8	22.6	27.0	27.9	24.2	18.9	13.3	8.1
差	[c-a]	-0.7	-0.4	0.5	0.0	0.8	0.5	0.9	0.7	0.2	0.1	-0.2	-0.8

　1991 〜 2000 年と，2010 〜 2018 年の東京の月平均気温の平均値を比較すると，2010 〜 2018 年は，冬（11 月〜 2 月）は気温が低く，春から夏（5〜8 月）は気温が高くなっていることから，4 〜 5 月にかけて急に暖かく（暑く）なり，秋も遅くまで気温の高い状態が続いている．

　最高気温が 30℃以上の日を真夏日，最高気温が 35℃以上の日を猛暑日，日最低気温が 25℃以上の夜を熱帯夜としているが，東京の1981 〜 2018 年のデータで一次回帰式の変化傾向を調べると，真夏日は 10 年あたり 5.3 日，猛暑日は 1.8 日，熱帯夜は 2.9 日増加している．また，これらが最初に現れる時期は，真夏日は 6 月前半（10 年あたり 6 日ずつ早く），猛暑日は 7 月中旬（10 年あたり 4.9 日早く），熱帯夜は 7 月前半（特別な変化傾向はない）で，年々早まる傾向にある．6 月中旬には暑さ指数（WBGT）が 28℃を超える「厳重警戒」にあたる暑い日が現れるなど，真夏の暑さは厳しく，また，早くから暑くなる傾向にある．

　環境省の「熱中症予防情報サイト」では 1 時間ごとの暑さ指数「WBGT」を公開しているが，2009 〜 2018 年の 10 年間の東京における WBGT 観測値を，7 月 21 日〜 8 月 20 日の期間について時刻別に平均すると　**表7-3**　，中心値にあたる 50% 値は，11 〜 14 時の間は WBGT28℃以上の「厳重警戒」となっており，90% 値（10 年に1 度程度現れる値）では，10 〜 14 時で WBGT31℃以上の「危険」となっている．このように，東京においては日中は厳重な警戒を要す

表7-3 時刻別 WBGT（東京，環境省熱中症予防情報サイトより作成

	1	2	3	4	5	6	7	8	9	10	11	12	13
最大値	28.3	28	27.6	27.7	28.3	28.5	29.7	31.7	32.3	32.8	33	33.2	33.8
90%値	26.3	26.1	26	25.9	25.9	26.4	28.2	29.6	30.3	31	31.7	31.6	31.9
75%値	25.7	25.5	25.5	25.4	25.3	25.7	27.3	28.6	29.1	29.7	30.2	30.4	30.3
50%値	24.8	24.6	24.5	24.5	24.3	24.7	25.7	26.7	27.3	27.9	28.5	28.6	28.7
25%値	23.5	23.5	23.3	23.2	23.2	23.6	24.3	25	25.4	26.1	26.4	26.8	27
10%値	21.7	21.6	21.5	21.5	21.4	21.5	22.4	23.1	23.5	24.1	24.4	24.9	24.9
最小値	15.6	15.4	15.2	14.3	14.9	16	16.4	17.2	17.6	18.1	17.5	18.3	19.3

	14	15	16	17	18	19	20	21	22	23	24	最高	最低
最大値	33	33	31.7	30.1	30	29.4	29.4	29.1	28.9	29	28.5	33.8	27.5
90%値	31.6	30.6	30	28.7	27.9	27.4	27	26.9	26.7	26.6	26.4	32.2	25.5
75%値	30.1	28.9	28.4	27.7	27.2	26.6	26.3	26.2	26.1	25.9	25.8	31	24.9
50%値	28.5	27.6	27.1	26.5	26	25.6	25.4	25.2	25.1	25	24.8	29.4	23.9
25%値	26.9	26.2	25.8	25.5	24.8	24.5	24.3	24.1	23.9	23.9	23.7	28.1	22.6
10%値	25	24.2	24	23.6	23.3	23	22.6	22.4	22.1	22.1	22.1	25.9	21
最小値	19.4	18.2	18.2	17.3	16.8	16.6	16.5	16.5	16.3	16.1	15.8	19.7	14.3

る暑さとなっており，スポーツ活動・外出などは朝の涼しい時間帯を選んで行うなど，環境条件を把握しながら注意深く実施することが必要になっている．また，夜間においても75%値ではWBGT25℃以上の「警戒」となっており，夜間でも暑さが続く場合も多く，このような場合は，エアコンや扇風機などを積極的に利用して，暑さ対策を行うことも重要である．全国主要都市の過去のWBGTは，熱中症リスクカレンダーとして環境省ホームページで公開されており（http://www.wbgt.env.go.jp/doc_trendcal.php），屋外などでのイベントを計画する場合は参考にされたい．

☑ 暑さに注意が必要な場所

　環境省では，夏季のイベントにおける熱中症対策ガイドラインをとりまとめており（http://www.wbgt.env.go.jp/heatillness_gline.php）この中で暑さが厳しくなる環境を示している．屋外で暑熱環境が厳しくなるのは，「直射日光が当たる場所」「風通しが悪い場所」「人混みが激しい，逃げられない，動けない場所」であり，外出に際しては，これらの条件を避ける，「なるべく日陰を通るルートや待ち合わせ場所を選ぶ」「比較的広い場所で行動する」「人込みを避け，コンビニ・スーパーマーケットなど，暑さを避けることができる場所をチェックする」などを考慮しておく必要がある．

☑ さまざまなガイドライン

　いくつかの機関が，熱中症に関連するガイドラインなどを作成し公表している．

表7-4 スポーツ活動中の熱中症予防ガイドブック（2019）
（公益財団法人日本スポーツ協会）

熱中症予防運動指針

WBGT	湿球温度	乾球温度		
31（℃）≦	27（℃）≦	35（℃）≦	運動は原則中止	特別の場合以外は運動を中止する．特に子どもの場合には中止すべき．
28～31	24～27	31～35	厳重警戒（激しい運動は中止）	熱中症の危険性が高いので，激しい運動や持久走など体温が上昇しやすい運動は避ける．10～20分おきに休憩をとり水分・塩分を補給する．暑さに弱い人*は運動を軽減または中止．
25～28	21～24	28～31	警戒（積極的に休憩）	熱中症の危険が増すので，積極的に休憩をとり適宜，水分・塩分を補給する．激しい運動では，30分おきくらいに休憩をとる．
21～25	18～21	24～28	注意（積極的に水分補給）	熱中症による死亡事故が発生する可能性がある．熱中症の兆候に注意するとともに，運動の合間に積極的に水分・塩分を補給する．
21＞	18＞	24＞	ほぼ安全（適宜水分補給）	通常は熱中症の危険は小さいが，適宜 水分・塩分の補給は必要である．市民マラソンなどではこの条件でも熱中症が発生するので注意．

1）環境条件の評価には WBGT（暑さ指数とも言われる）の使用が望ましい．
2）乾球温度（気温）を用いる場合には，湿度に注意する．
　湿度が高ければ，1 ランク厳しい環境条件の運動指針を適用する．
3）熱中症の発症のリスクは個人差が大きく，運動強度も大きく関係する．
　運動指針は平均的な目安であり，スポーツ現場では個人差や競技特性に配慮する．
　*暑さに弱い人：体力の低い人，肥満の人や暑さに慣れていない人など．

表7-5 国際マラソン医学協会医療救護マニュアル（日本医師会）

警戒レベル	暑さ指数（WBGT）	大会状況	推奨される行動
極端（RACE STOP）	28＜	極端で危険な状況	参加を取りやめる／大会スタッフからの公式指示に従う
高い（HARD）	22～28	潜在的に危険な状況	ペースを落とす／コース変更に注意する／大会スタッフからの公式指示に従う／参加中止を検討する
中程度（CARE）	18～22	理想的とは言えない状況	ペースを落とす／状況悪化に備える
低い（GOOD）	10～18	状況良好	大会を楽しむ／警戒を怠らない

表7-6 公益財団法人 日本サッカー協会

2016 年 3 月 10 日 熱中症対策ガイドライン
東京都少年サッカー連盟「熱中症対策ガイドライン」概要（2016）より

WBGT	クレー，天然芝，人工芝 （屋根あり）	人工芝 （屋根なし）
31℃≦	・原則中止，延期 ＊やむを得ずの場合 ・対策「A」「B」， 　Cooling Break（HT）および 　前後半 1 回	・使用不可 ＊試合途中やむを得ずの場合 ・対策「A」，Cooling Break（HT） 　および前後半 1 回 ・時間短縮，翌日休み
28 ～ 31	・対策「A」，飲水タイム（前後 　半）および Cooling Break 　（HT など）	・原則中止，延期 ＊やむを得ずの場合 ・対策「A」，Cooling Break 　（HT），および前後半 1 回
25 ～ 28	対策「A」，飲水タイム（前後半） または Cooling Break（HT な ど）	・対策「A」，飲水タイム（前後 　半）および Cooling Break 　（HT など）
21 ～ 25	・対策「A」，飲水タイム（前後 　半）	・対策「A」，飲水タイム（前後 　半）または Cooling Break 　（HT など）

http://www.u12tfa.jp/top/gl_20180719.pdf

\<A\>
① ベンチを含む十分なスペースにテント等を設置し，日射を遮る.
　※全選手 / スタッフが同時に入り，かつ氷や飲料等を置けるスペース.
　※スタジアム等に備え付けの屋根が透明のベンチは，日射を遮れず風通しも悪
　いため使用不可.
② ベンチ内でスポーツドリンクが飲める環境を整える.
　※天然芝等の上でも，養生やバケツの設置等の対策を講じてスタジアム管理者
　の了解を得る.
③ 各会場に WBGT 計を備える.
④ 審判員や運営スタッフ用，緊急対応用に，氷・スポーツドリンク・経口補水液
　を十分に準備する.
⑤ 観戦者のために，飲料を購入できる環境（売店や自販機）を整える.
⑥ 熱中症対応が可能な救急病院を準備する. 特に夜間は宿直医による対応の可否
　を確認する.
⑦ 【Cooling Break ※ 2】または飲水タイムの準備をする.
\<B\>
⑧ 屋根のない人工芝ピッチは原則として使用しない.
⑨ 会場に医師，看護師，BLS（一次救命処置）資格保持者のいずれかを常駐させ
　る.
⑩ クーラーがあるロッカールーム，医務室が完備された施設で試合を行う.

Heatstroke: the Pocket Manual

表7-7 厚生労働省通達

平成8年5月21日付け基発第329号「熱中症の予防について」に示されている熱中症の予防対策

WBGT（℃）	暑さに慣れている人		暑さに慣れていない人	
	風なし	風あり	風なし	風あり
安静	33		32	
楽な座位または立位での軽作業（軽い材料の組み立て，コイル巻き）	30		29	
継続した頭と腕の作業（釘打ち），腕と足の作業（草むしり，野菜を摘む），3.5〜5.5km/hで歩く	28		26	
強度の腕と胴体の作業（重い荷物を荷車で運ぶ，ブロックを積む等）	25	26	22	23
とても激しい活動（激しくシャベルで掘る，走る7km/h以上）	23	25	18	20

JIS-Z-8504, 附属書A「WBGT熱ストレス指数の基準値表」をもとに作成

表7-8 日本生気象学会「日常生活における熱中症予防指針 Ver.3」（2013）

WBGT		生活活動の目安	注意事項
31（℃）≦	危険	すべての生活活動でおこる危険性	高齢者においては安静状態でも発生する危険性が大きい．外出はなるべく避け，涼しい室内に移動する．
28〜31	厳重警戒	すべての生活活動でおこる危険性	外出時は炎天下を避け，室内では室温の上昇に注意する．
25〜28	警戒	中等度以上の生活活動でおこる危険性	運動や激しい作業をする際は定期的に十分に休息を取り入れる．
25＞	注意	強い生活活動でおこる危険性	一般に危険性は少ないが激しい運動や重労働時には発生する危険性がある．

参考文献

① 日本スポーツ協会（2013）．スポーツ活動中の熱中症予防ガイドブック，https://www.japan-sports.or.jp/medicine/heatstroke/tabid523.html

② 日本生気象学会（2013）．日常生活における熱中症予防指針 Ver.3，http://seikishou.jp/pdf/news/shishin.pdf

③ 日本医師会（2016）．国際マラソン医学協会医療救護マニュアル

④ 環境省（2018）．熱中症環境保健マニュアル 2018，http://www.wbgt.env.go.jp/heatillness_manual.php

⑤「夏季のイベントにおける熱中症対策ガイドライン」http://www.wbgt.env.go.jp/heatillness_gline.php

解説編

07 活動開始前の天候（WBGT値）のリスク判定

解説 08 スポーツ活動における熱中症予防自己チェックリスト

☑ なぜスポーツで熱中症が生じやすいのか？

　身体の熱バランスは主に，体内からの"熱産生"＋体外からの"熱入力"と熱放散と発汗による"熱出力"で決まるが，スポーツを行うと熱産生が高まると同時に熱出力も高まりバランスをとることになる．ここでスポーツ活動での熱産生量を実感するには，肥満者の運動療法の説明などによく用いられる単位であるMets（メッツ）を思い出すとよい．図8-1 に示すように例えばゴルフの場合平均5メッツであり，体重70kgの人が1時間ゴルフをした場合，そのスポーツ活動が安静時に加えて産生される熱量は，公式から1.05 × 70(kg) × 4Mets × 1(時間)＝約300kcal分となる．これを全部発汗の"熱出力"で賄うとすると，水の気化熱が580kcal/kgであることから，理論的には約0.5kg/時間の発汗が必要なこととなる．ランニングや柔道では普段の10倍以上の熱量が余計に発生する．このため，スポーツ活動では熱放散と発汗，それに伴う体内の水分調整を効率よく行えることも熱中症を予防するのに重要なポイントといえる．

☑ スポーツ種目と熱中症

　図8-2 はわが国における体育・課外活動中の熱中症死のデータである．野球がトップとなっており，ラグビー，サッカー，剣道などが

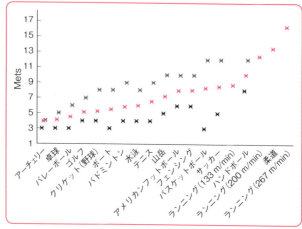

図8-1　スポーツ種目とMets（メッツ）

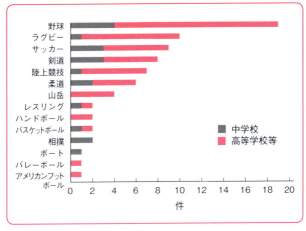

図8-2 わが国のスポーツ関連熱中症死

次いでいる．競技人口にも影響されているであろうが，むしろここで注意したいのは必ずしも Mets が高い運動量の大きいスポーツ種目のみで発生しているわけではないことであり，屋外種目だけでなく屋内種目でも発生していることである．つまり，スポーツ関連の熱中症の要因は"熱出力"やそれ以外の要因も関係する．プレシーズン期に発生しやすいことは"熱出力"の暑さ慣れができていないことを意味し，競技ルールは自由な水分補給や衣類による調整を困難にする．このため，服装の変更，体育館での通風，臨機応変な競技時間帯や競技ルールの変更は予防に重要である．

熱中症関連推奨エビデンスレベル

表8-1 は Armstrong らによるスポーツ活動中の熱中症関連推奨エビデンスレベルである．特に，脱水がスポーツパフォーマンスに影響を与えることと，全身の冷却が効率的であることがわかる．身体機能が正常な成年では適切な冷却方法がとられるべきである．事前に暑さに慣れておくことはその後のスポーツ活動に役立つ可能性がある．また，肥満者や体力のない人は体調変化に十分に注意したい．

水分補給の方法

水分補給は脱水の予防に重要であるが，スポーツ活動中では電解質異常が誘因ともいわれる熱いけいれんも比較的頻繁に認められる．また，体重階級別スポーツ競技では多くのアスリートが減量を行い，計量直後に最大のパフォーマンス発揮を求められることが多い．このため，水分補給は単に行うのではなく，「適切に」行われる必要がある．

表8-1 熱中症関連推奨エビデンスレベル

推奨	エビデンスレベル
脱水は持久性運動パフォーマンスを減少させ、すぐに疲労困憊させ、蓄熱を高める	A
労作性熱射病は虚脱時直腸温 40℃以上で中枢神経系に変化があれば、現場ではっきりできる	B
労作性熱射病や熱疲労のリスクを高めるものには、肥満、低体力、暑さ慣れしていないこと、脱水、熱射病の既往、睡眠不足、発汗機能障害、日焼け、ウイルス感染症、下痢、服薬などがある	B
トレーニングと優れた心肺機能は熱射病のリスクを減少させる	C
冷水への浸水は全身冷却効果が最速で、熱射病発症率と死亡率を最小限にする	A
水浴が得られない場合、頭部・体幹・四肢に冷水のタオルやシートとアイスパックを組み合わせて充てることで、効果的だがより緩やかな全身冷却ができる	C
脱水と高い BMI は労作性熱疲労のリスクを高める	B
暑熱環境での 10〜14 日の運動トレーニングは熱馴化を改善し、労作性熱射病や熱疲労のリスクを減少する	B
熱射病の既往があるものは暑熱耐性が完全に回復した場合、練習や競技に復帰してもよい	B
労作性熱疲労と熱射病の鑑別診断に耳、口腔式、皮膚、側頭、腋下での検温は用いられるべきではない	B
熱射病の初期症状には、動作緩慢、ふらつき、頭痛、めまい、吐き気、無気力、錯乱、意識障害などがある	B
練習や競技は気温、相対湿度、日射、気候順化の状態、年齢、必要な装具をもとに、運動時間や運動強度を減らすことにより、あるいは衣服を脱ぐことによって、調整すべきである	C
熱中症発生リスクが高い状況では、アスリートは同伴者を伴って運動し、互いの健康状態をよく観察すべきである	C

　一般的には、汗の主成分が水と塩分であることから、0.1〜0.2％程度の食塩（市販飲料ではナトリウム：40〜80mg/100mL 中）と、これに 4〜8％程度の糖分を含んだものは疲労予防にも役立つとされ、適当とされる。また 1 回当たりの飲水量と頻度は、運動前に 250〜500mL、運動時に 500〜1000mL/ 時間を 1 時間に 2〜4 回（1 回 200〜250mL）とされている。特に、運動前からしっかり水分補給を行い、その後の発汗や脱水に備える意識が重要である。また、ここで飲水量をスポーツ活動中に簡易的に把握する方法として提案したいのが「ごっ9ん」ルールである。1 回の嚥下量は一般に 20〜30mL 程度とされるため、おおよそ 9 口飲むと量のわからない水筒でも当該量を飲むことができる。

　なお、トップアスリートにとって静脈内注射は禁止方法の使用としてドーピング違反に問われる可能性がある。水分補給を点滴で行うか

経口で行うかについては，Douglasらのレビューでは，嘔吐や胃腸障害による経口摂取不能などがなければ点滴と同様に十分な水分補給ができるとされている．

☑ 冷却法

スポーツ界では，冷却法はコンディショニングとしても用いられる手法の1つである．最近ではスポーツ活動前から行うプレ・クーリングが，疲労を最小限に抑え，運動後の回復にも有効とされて徐々に注目を浴びており，2015年の国際陸連の競技会では半数近くのアスリートが採用しているとの報告もある．一方，冷却法の身体へのデメリットについては十分に評価されているとは言えず，現状では年齢や体調に応じた慎重な観察のもとに行うべきであると考えられる．いずれにせよ，大量の熱量が発生するスポーツ活動では，体の深部を確実に冷却することが熱中症対策には効果的と考えられ，直腸温などの深部体温をモニターしながらアイスバスなどでしっかり冷却する方法が望まれる．

☑ 熱中症予防のための運動指針

日本スポーツ協会は熱中症予防のための運動指針を1994年より公表している．スポーツ活動では通常の社会生活では味わうことのない大きな環境変化を伴うことが多い．つまり北半球から南半球に海外遠征すれば季節も正反対となり，また早朝と午後では大きな天候や気温変化が生じる．日本スポーツ協会ではWBGT（暑さ指数）をもとにした運動指針を打ち出している（表7-4参照）．重要なことは，1回の

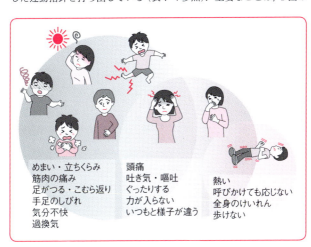

図8-3 熱中症症状の青・黄・赤信号

みのチェックでなく時々刻々変化する状況に柔軟に対応することである．現在では，WBGT 測度計がなくても情報端末があれば時々刻々変化する気象情報をとらえることができる．

最後に，スポーツ現場での熱中症対応に遅れが出ることのないよう，**図8-3** に信号をイメージした重症度別症状を示した．スポーツ環境は一様ではなく，重症度を一律に判断するのは困難なことや，いわゆる "医療過疎" の場所であることを十分に理解し，早めに対応したい．

つまり，"青" 症状で現場での処置が可能と思われても，すぐに "黄" や "赤" に変わることを意識し，救急搬送など次の対応を常にイメージしておくことが重要である．

参考文献

① 日本スポーツ振興センター．学校災害事故防止に関する調査研究「体育活動における熱中症予防」調査研究報告書．2014.3.

② ACSM News Release 2006/07/24: Death by heat in youth football is preventable. 2006.

③ Armstrong LE, Douglas CJ, Stafford MM, et al. Exertional heat illness during training and competition. Med Sci in Sports Exerc. 2007; 39: 556-72.

④ Douglas CJ, Matthew GS, Rebecca LM, et al. Intravenous versus oral rehydration: Physiological, performance, and legal considerations. Curr Sports Med Rep. 2008; 7: S41-9.

⑤ Périard JD, Racinais S, Timpka T, et al. Strategies and factors associated with preparing for competing in the heat: a cohort study at the 2015 IAAF World Athletics Championships. Br J Sports Med. 2017; 51: 264-71.

解説 09 暑熱環境下での肉体労働における熱中症リスク判定

☑ 労働者における熱中症

労働災害としての熱中症による死亡者数を業種別に見ると，建設業など屋外での作業に多いが，製造業などの屋内作業においても多数発生している 図9-1 ．労働現場は一般の環境より高温多湿であることが多い．さらに，身体負荷の強い作業への従事あるいは負荷が小さくても作業を長時間継続することによって，筋肉による熱産生が増加し，体温は上昇しやすくなる．また，労働者自身が症状に合わせて休憩などを取りにくい，労働安全衛生保護具を装着するために放熱しにくい，などによって熱中症発症の危険は大きくなる．

厚生労働省労働基準局は2009年6月に局長通達として「職場における熱中症の予防について」を示し，WBGT（wet bulb globe temperature，湿球黒球温度：暑さ指数，解説07参照）の活用，熱中症予防対策を提示した．また，中央労働災害防止協会などの防災団体などと連携し，職場における熱中症予防対策の浸透を図り，重篤な災害を防ぐことを目的に，2017年より「STOP！熱中症　クールワークキャンペーン」を展開している 図9-2 ．

☑ 暑熱環境下の作業における熱中症予防対策

労働現場における熱中症の予防対策は，業種および作業現場の特徴をふまえて策定されることが重要となる．具体的には，作業環境，作業内容，労働者にわけて対策を講じる．

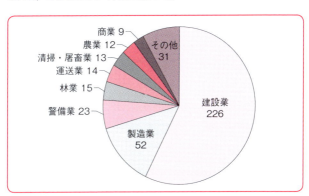

図9-1　労働災害における熱中症による死亡者数（人），業種別
　　　　（1997〜2016年）　　　　　　（厚生労働省通達に基づいて作成）

1. 作業環境管理

　人間が体感する暑さには，相対湿度や輻射熱，風速が関与するため，これらの総合指標である WBGT が暑熱環境における熱ストレスの評価において，国際的に広く使用されている．労働現場では，まず

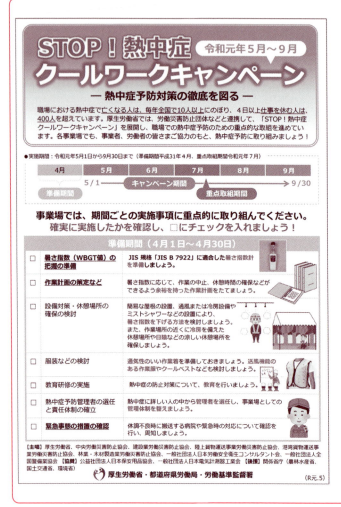

図9-2 「STOP！ 熱中症　クールワークキャンペーン」（平成 30 年）

WBGT 値を測定し，作業環境を評価することが重要となる．

WBGT が基準値 表9-1 を超える，または超えるおそれのある作業場所では，ブラインドなどで遮光し，発熱体を隔離あるいは発熱体と労働者の間に遮蔽物などを設け，通風または冷房を行うための設備を設ける．また，屋外では，簡易な屋根やテントなどで日陰をつくり，

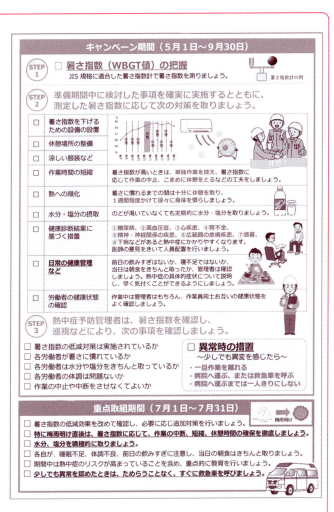

ミストシャワーなどによる散水設備を設置するなど，WBGT 値を下げる対策を取る.

さらに，作業場所の近隣に風通しの良い，涼しい日陰あるいは冷房を備えた休憩場所を確保する．作業場所や休憩場所には身体を適度に冷やすことのできる氷や冷たいタオルなど設置し，水分および塩分の補給が容易にできるように準備する.

表9-1 WBGT 熱ストレス指数の基準値表（各条件に対応した基準値）

区分	身体作業強度（代謝率レベル）の例	WBGT 基準値			
		熱に順化している人 ℃		熱に順化していない人 ℃	
0 安静	安 静	33		32	
1 低代謝率	楽な座位，軽い手作業（書く，タイピング，描く，縫う，簿記），手および腕の作業（小さいベンチツール，点検，組立てや軽い材料の区分け），腕と脚の作業（普通の状態での乗り物の運転，足のスイッチやペダルの操作）.立位，ドリル（小さい部分），フライス盤（小さい部分），コイル巻き；小さい電気子巻き，小さい力の道具の機械，ちょっとした歩き（速さ 3.5km/h）.	30		29	
2 中程度代謝率	継続した頭と腕の作業（くぎ打ち，盛土），腕と脚の作業（トラックのオフロード操縦，トラクターおよび建設車両），腕と胴体の作業（空気ハンマーの作業，トラクター組立て，しっくい塗り，中くらいの重さの作業を断続的に持つ作業，草むしり，草堀り，果物や野菜を摘む）；軽量な荷車や手押し車を押したり引いたりする，3.5～5.5km/h の速さで歩く，鍛造	28		26	
3 高代謝率	強度の腕と胴体の作業，重い材料を運ぶ，シャベルをひく，大ハンマー作業，のこぎりをひく，硬い木にかんなをかけたりのみで彫る，草刈り，掘る，5.5～7km/h の速さで歩く，重い荷物の荷車や手押し車を押したり引いたりする，鋳物を削る，コンクリートブロックを積む.	気流を感じないとき 25	気流を感じるとき 26	気流を感じないとき 22	気流を感じるとき 23
4 極高代謝率	最大速度の速さでとても激しい活動，斧を振るう，激しくシャベルを使ったり掘ったりする，階段を登る，走る，7km/h より速く歩く.	23	25	18	20

注：日本工業規格 Z 8504（人間工学－WBGT（湿球黒球温度補正値は，一般にレベル A と呼ばれる完全な不浸透性防護服に使用してはならない．また，重ね着の場合に，個々の補正値を加えて全体の補正値とすることはできない.

2. 作業管理

暑熱環境における労働では，作業休止時間や休憩時間を確保し，連続して作業する時間を短縮すること，身体作業強度の高い作業を避けること，状況に応じて作業場所を変更するなどの対策を実施する．

労働災害における熱中症の死亡者数は作業開始の初日に最も多い 図9-3 ．熱への順化の有無は熱中症の発生に大きく影響を与えるため，WBGT の基準値表 表9-1 においても差が設けられている．そのため，熱に曝露する時間を次第に長くするなど，熱への順化期間を設けることが望ましい．なお，熱への曝露が中断すると 4 日後には順化の顕著な喪失が始まることに留意する必要がある．

作業時には，熱を吸収し保熱しやすい服装は避け，透湿性ならびに通気性の良い服装を着用する．衣服の組み合わせによる WBGT 値に加えるべき補正値が示されていることにも留意する 表9-2 ．

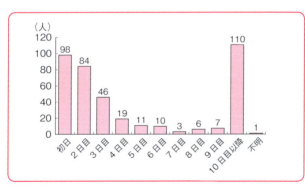

図9-3 労働災害における熱中症による死亡者数と
作業開始からの経過日数（1997 〜 2016 年）

（厚生労働省通達に基づいて作成）

表9-2 衣類の組合せにより WBGT 値に加えるべき補正値

衣服の種類	WBGT に加えるべき補正値（℃）
作業服（長袖シャツとズボン）	0
布（織物）製つなぎ服	0
二層の布（織物）製服	3
SMS ポリプロピレン製つなぎ服	0.5
ポリオレフィン布製つなぎ服	1
限定用途の蒸気不浸透性つなぎ服	11

注：補正値は，一般にレベル A と呼ばれる完全な不浸透性防護服に使用してはならない．また，重ね着の場合に，個々の補正値を加えて全体の補正値とすることはできない．

口渇などの自覚症状がなくても，脱水状態が進行していることがあるため，水分および塩分の摂取を定期的に促す．加齢や疾患のため，自覚症状に乏しい場合もあることに注意する．摂取を確認するため，表の作成や巡視で確認することも有用である．

3. 健康管理

熱中症の予防対策として，健康診断結果や既往に基づく対応および日常の健康管理は重要である．

熱中症の発症に影響を与える疾患として，糖尿病，高血圧症，心疾患などがある．糖尿病では，高血糖によって多尿となるため，脱水に陥りやすく，高血圧症や心疾患などで心拍出量に影響を与える薬剤を服用している場合は，血液が熱を体表へ運搬し放出させる機序の効率が下がり，熱中症のリスクが高くなる．さらに，利尿薬を服用している場合は，脱水に陥りやすく，ナトリウムの排泄が増えることでも熱中症を生じやすくなる．

パーキンソン病治療薬，抗うつ薬など自律神経に影響を与える薬剤を服用している場合，発汗などによる体温調節が阻害されることで，熱中症発症のリスクが高くなる．また，過去に熱中症になったことがある場合には，再び熱中症を発症しやすいため，注意が必要となる．熱中症の発症に影響をおよぼすおそれのある疾病や既往がある労働者については，産業医や主治医等の意見を踏まえ，就業場所の変更など検討する．

暑熱環境下で作業に従事する労働者においては，体調不良，前日の多量の飲酒，食事の未摂取，睡眠不足などが熱中症発症のリスクとなる．そのため，これらを避けるように日常の健康管理について指導を行い，就業前に確認，評価することが重要となる．風邪による鼻閉や発熱のある場合は不感蒸泄量の増加によって脱水に陥りやすく，下痢や嘔吐では，さらに電解質も失う．飲酒も脱水を生じる原因となり，食事を摂らないことは水分，電解質，栄養の補充ができていない状態となる．就業前，これらの要因を多く認める場合は，必要に応じて，作業を休止する，作業内容や作業場所を変更する，などの対処を検討することになる．

4. 労働衛生教育

熱中症の予防対策においては，労働者自身による健康管理が重要となる．そのため，管理者に加えて，労働者に対して，熱中症の症状，熱中症の予防方法，緊急時の救急措置などについて，労働衛生教育を行う．作業の開始前や再開の前に熱中症症状の有無について，自ら確認するだけでなく，複数の労働者で作業する場合は，お互いの健康状態について確認すること，さらに作業開始後に異変があった場合は，ただちに周囲の労働者や管理者に申し出ることを指導する．

参考文献

① 厚生労働省. 職場における熱中症の予防について. https://www.mhlw.go.jp/bunya/roudoukijun/anzeneisei33/
② 厚生労働省. 職場における熱中症予防対策マニュアル. https://www.mhlw.go.jp/file/06-Seisakujouhou-11200000-Roudoukijunkyoku/manual.pdf
③ 環境省. 熱中症環境保健マニュアル 2018. http://www.wbgt.env.go.jp/heatillness_manual.php
④ 厚生労働省.「STOP！熱中症　クールワークキャンペーン　令和元年 5 月〜 9 月 — 熱中症予防対策の徹底を図る —」. https://www.mhlw.go.jp/content/11200000/000505935.pdf

解説 10 屋外イベント開始時の自己申告チェックリスト

☑ はじめに

マラソン大会や野球大会など，屋外イベントは楽しいものである．選手のみならず，応援や観戦に来る方，大会関係者そして運営に携わるものにとっても，非日常的な雰囲気の中で，様々な人間ドラマを目の当たりにする．屋外イベントを楽しむのは人間の本能に由来するものかもしれない．

他方，近年の世界的に見られる異常な気温上昇により，夏季のみならず年間を通じて熱中症の発生が増加している．特に死亡に至る重症の労作性熱中症はすべての人にとって留意しなければならないものとなって来た．

近年の屋外イベントブームの中で，不幸にしておこる重篤な熱中症（死亡例も含む）もまた広く認知されてきた．したがって，屋外イベントを主催する際，十分な熱中症対策を取らなければ，法的責任は逃れられないと思われる．

日本では屋外イベントの運営を行うイベント会社は，一般に大会運営そのものは行うが，熱中症対応も含めた危機管理や緊急対応には積極的にかかわらない傾向がある．他方，欧米のスポーツイベント会社は逆にイベントにおける危機管理体制を積極的にマネジメントし，それがイベントの社会的信頼とすることが多い．

☑ スタッフ・一般来場者　両者向け

自分自身の体調管理

暑熱環境に置かれたものは，屋外イベントのスタッフであれ，一般来場者であれ，熱中症に陥る可能性がある．したがって，各人がイベントに参加する前に，自分自身を把握することは必要である．チェック項目に複数該当するものがあれば，対策を取るなり，あるいは参加を見送るなり，時間短縮することを考慮するべきである．熱中症は死に至る病態であり，無理は禁物である．

☑ スタッフ・運営関係者向け

屋外イベントにおける熱中症発生の事前見積もり

イベント主催者には常に安全配慮義務があり，一般来場者そしてスタッフに対する熱中症対策もその1つと考えられる．

人間は天候をコントロールすることは残念ながらできない．しかし，叡智を絞って，リスク分析を行い，危機を回避することは可能である．屋外イベントを主催・運営するものは安全な開催を目指して，様々な

リスク分析を行うべきである．特に熱中症については，気象条件を把握することで予知・予防することが可能である．

☑ 屋外イベントの会場における環境整備

熱中症発生を前提とした様々な対策を取ることは安全・安心な屋外イベントを行う上で必須である．そして一般来場者にも周知徹底して，まずは予防し，それでも熱中症に陥った場合は速やかに対応するべきである．図10-1 は福岡マラソンで導入された暑さ指数のモニタリングである．ランナーや運営スタッフ，一般来場者は各地に設置された暑さ指数のモニタリングを見て，各人が熱中症対策を行う．

☑ 屋外イベントにおける熱中症発生時の救護計画

多くの熱中症は，涼しい環境でしばらく休息を取り水分補給することで軽快することが期待できる．しかしながら，一部の熱中症は重症化し死に至る．屋外イベントで想定される熱中症は労作性，つまり屋外での労災により発生する．古典的熱中症と比較して，短時間で重篤化するものも見られる．

重症の労作性熱中症は，直腸温（核温）で 40.5℃，かつ意識障害が見られる場合である．直腸温の測定を屋外イベントの救護室で行うことは日本ではまだ一般化されていない．重症の労作性熱中症になった場合，30 分以内に直腸温を 38.5℃まで急速冷却しなければならない．人間は重症の労作性熱中症で直腸温 40.5℃が 30 分上続くと，ミトコ

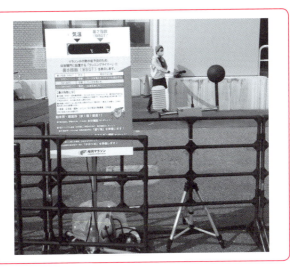

図10-1 福岡マラソンにてリアルタイムで暑さ指数 WBGT を測定

ンドリアの機能不全となり死亡に至る．したがって，重症の労作性熱中症と診断されたら，まずは現場で急速冷却することが必要である．欧米のマラソン大会，そしてサッカーやラグビーでは氷水を用いた氷水浸漬（Ice Water Immersion）が広く行われており 図10-2 ，日本でも認知されつつある．

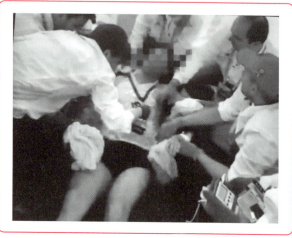

図10-2 重症の労作性熱中症に対して，氷水浸漬（Ice Water Immersion）を実施

参考文献
①国際マラソン医学協会．医療救護マニュアル．公益社団法人 日本医師会．
②永田高志．熱中症 防ぎ得た死．Kindle 版．

解説 11 介護を必要とする高齢者向けベッドサイドチェックリスト

熱中症になる3つの条件を常に考えることが，早期発見および熱中症の予防にも繋がる．

高齢者がいる場所の環境，その日の体調具合，そして暑さやその日の行動を個々でみると個体差が大きいが，それらを合算したものが暑さによる身体へのストレスの違いとなり，環境・体調・行動の3つの悪条件が最も多く重なった場合，熱中症を発症する．

☑ 熱中症の発症機序

熱中症に陥る機序として，高温多湿環境の中で激しい筋肉運動をし続けることで，体温上昇と脱水を招き，高温による臓器の直接障害に加えて臓器虚血をきたすことがよく知られている．いわゆる労作性熱中症とよばれる病態である．これに対し，日常生活中に陥る熱中症として，古典的熱中症あるいは非労作性熱中症と言われ，成人が長風呂やサウナで，数十分から1時間程度の短時間で陥る熱中症と昼は猛暑日，夜は熱帯夜が続き，徐々に体力・食欲が落ち，脱水が進行し持病の悪化も手伝って数日かかって体調を崩す熱中症の2つのタイプがある．古典的熱中症は時間がかかって起こる熱中症で，経過が穏やかで，労作性のような明らかな発症機序がないため周囲も気づきにくく，認識と対応が遅れて重症化しやすい（解説01 コラム表1参照）．

☑ 何故日常生活中の熱中症は，高齢者に多いのか？

日常生活中の熱中症と日本救急医学会「熱中症に関する委員会」が2010年夏に行った3回目の全国調査であるHeatstroke STUDY (HS) 2010 では，全国の救命救急センター，大学病院や市中病院の救急部，ERなど94施設に来院した1870余例の分析から，高齢者の熱中症は男女差なく発症し重症例が多いこと，また屋外ではなく屋内発症が半数以上を占めることが示された．すなわち高齢者の多くは日常生活中に屋内で熱中症にかかり，重症化している．

健康な人は，暑熱環境に加えて熱を発する筋肉運動をすることで熱中症に陥るが，高温多湿環境だけでは簡単に熱中症にはならない．ただその暑熱環境の性質そのものが変わりつつある．日本の夏の気候は最近大きく変化しており，かつては最も暑い昼下がりこそ屋内に逃げ込んでじっとしていれば熱中症にはならず，その内に夕立が来て熱帯夜が連続し，それが何度でも押し寄せてくる．8月だけでなく，梅雨の合間の6月や秋の気配の出てきた9月でも時々猛烈に暑い日が出現する．

都心におけるヒートアイランド現象は，日中の熱をその場に溜め込み，溜め込まれた熱は海風に乗ってその通り道となる内陸の地方都市の最高気温を押し上げ，夜にも放熱を続ける．屋内に逃げ込んでもじっとしていても熱中症になる可能性がある．そしてもう1つ忘れてはならないのは，最近の高齢化の急速な進行である．いろいろな持病を持った高齢者が，真夏の昼間に1人であるいは老夫婦だけで，自宅にいることが増えている．

　スポーツや肉体労働によって生じる労作性熱中症は，もともと元気なため，熱中症になっても軽症で回復も早いことが特徴である．

　これに対して高齢者が日常生活中に，特に屋内で発症する熱中症は最近急激に増加している．

　上記のように高齢者が熱中症に陥りやすい原因は幾つもあるが，人口構成の中で高齢者数が増え，夏の厳しさが増したことが重症化させたと言える．

表11-1 高齢者の特性として

- 体内水分量低下：高齢者は成人の体内水分量 60% に対し 10% 程減少している．水分は比重が高く熱しにくく，冷めにくい．そのため，体内水分量の低下は環境温の影響を相対的に受けやすくする．
- 体温調節能の低下：発汗機能（汗の気化によって体表温を下げる），心機能（体内の熱を血流にのせて体表まで運ぶ），腎機能（熱い尿を排泄し体内の熱を逃がす，尿中の水分量を保つ）などの機能が低下しており，熱中症になりやすい．
- 暑さに対する感受性の低下：若年者に比べ暑熱環境を不快と感じなくなり，我慢強い．また，のどの渇きにも鈍感になり積極的な水分摂取が遅れる．暑くてもエアコン使用を避ける傾向がある．

（三宅康史．熱中症 Review．Q & A でわかる熱中症のすべて．東京：中外医学社；2012．p.73-82 より改変）

☑ 熱中症はどんな人に起こるのであろうか？

　リスクファクターを **表11-2** にあげる．

表11-2 リスクファクター

- 心疾患，高血圧，糖尿病，脳卒中後遺症，認知症，精神疾患などの持病を有している方
- 独居，ホームレス，施設入所なども熱波による熱中症に陥る危険因子
- 社会や近所とのかかわりの少ない方
- 経済弱者など

　高血圧で利尿薬を服用している場合は脱水を認めやすいので，問診時服用薬を聞くこと重要であり，抗不整脈薬のβブロッカーを服用していると脱水があっても頻脈にならないこともあるので注意が必要である．

☑ 気象情報も重要！

　天候と熱中症の関係について，熱中症にかかる危険性の高い気象情報を入手することが重要である．テレビやラジオでこまめに天気予報を確認すること，高齢者では利用が少ないがインターネットや携帯情報でも当日の主要地域の予測 WBGT や熱中症注意報を提供している．

　実際に日常生活中の熱中症の発症が多い自宅の居間や寝室に温度計と湿度計を設置し，今自分が生活している環境の温度と湿度を，客観的に把握することで，エアコンや扇風機を使用したり，窓を開けたり，水分を補給するなどの行動に移すことが予防につながる．

　認知症の高齢者は温時計を置いても認識できないことが多くまた重症化することも多い．

☑ 体温異常の把握

　熱中症の症状は非特異的である．暑熱環境にいた場合，あるいはいた後には，特に筋肉運動をしなくとも熱中症にかかる危険性がある．特に日常生活中の熱中症は，熱波の時期にかかるので，一緒に生活している家族や本人が気付かないうち症状が進行している場合がある．初期症状を捉えて涼しい環境，水分や栄養補給を行う．熱中症を疑う症状は 表11-3 に示す．

表11-3 熱中症を疑う症状（軽症から重症への順に列挙する）

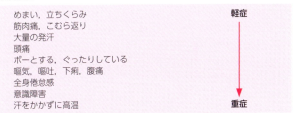

（三宅康史．熱中症 Review．Q & A でわかる熱中症のすべて．東京：中外医学社；2012. p.73-82 より改変）

☑ エアコンの効果

　日常生活中に熱中症にかからない予防法は，まず暑熱環境下に入らないことである．それを具現できるのがエアコンである．温度計・湿度計を用いて室温28℃および湿度70％を超えないように，エアコンを使用する．

☑ 熱中症の予防

環境面：高温・多湿・直射日光を避ける．

　熱中症の原因の1つが，高温と多湿である．屋外では，強い日差し

を避け，屋内では風通しを良くするなど，高温・多湿環境に長時間さらされないようにする．

表11-4 予防のポイント

- 服装を工夫する．具体的には襟元をゆるめる，ゆったりした服を着るなど通気を良くする．
- 窓を開け，通気を保つ．
- 扇風機などを使用し，室内に熱気を溜めない．
- すだれ・よしずなどを使用する．
- グリーンカーテンを作る．窓に遮光フィルムを貼る．
- エアコンによる室内温度の調整をする．
- 屋外では頭部を守るため帽子や日傘を使用する．
- 日陰を選んで歩く．遊ぶ時は日陰を利用する．
- 温度計や湿度計を設置して，こまめに確認し室内の温度 28℃を超えないように調整を行う．

☑ 気温が高くなくても湿度が高いと，熱中症になることがある

行動面：水分補給は計画的，かつ，こまめに飲水する．

特に高齢者はのどの渇きを感じにくくなるため，早めに水分補給をする．普段の水分補給は，健康管理上からも水，経口補水液である．水分補給目的でアルコール摂取は尿の量を増やし体内の水分を排出してしまうため逆効果である．

なお，持病がある方や水分摂取を制限されている方は，夏場の水分補給等について必ず医師に相談するように指導する．

体調面：規則正しい生活をする．

夜更かし，深酒，食事を抜くなど不規則な生活により体調不良な状態では，熱中症になる恐れがある．

Heatstroke: the Pocket Manual

コラム　熱中症の予防・治療に飲用するものは？

　塩分と水分の両者を適切に含んだもの（0.1 ～ 0.2% 食塩水）が推奨されるが，現実的は市販の経口補水液が推奨.
　現実的には市販の経口補水液（OS-1®：株式会社大塚製薬工場など）が普及している．OS-1 は日本では普及しており，下痢や嘔吐など症状を認めていても水分や電解質の吸収力を高める特性がある．熱中症では水とともにナトリウム，クロールなどを電解質喪失があるので，ナトリウム欠乏性脱水が主な病態であり水分の補給に加えて適切な電解質の補給が重要である[3][4]．推奨されている飲水量は高齢者を含む学童から成人が 500 ～ 1000mL/ 日を見安としている.

- 通常の水分・電解質補給であれば市販のスポーツドリンクで十分であるが，生来健康な成人でも下痢や嘔吐，発熱，発汗，経口摂取不足でいわゆる夏バテを感じた際には経口補水液を飲むことで熱中症の予防になる．厳密な予防という観点からスポーツドリンクでの頻回な飲水でも問題ないが，スポーツドリンクは，糖分が多いことを認識しておくことが肝要である．また水分のみの補給ではナトリウムが希釈され熱けいれんの閾値を下げ，また補給された水分は血清浸透圧低下による水利尿によって体外に排泄されてしまう.

- 梅昆布茶や味噌汁などもミネラル，塩分が豊富に含めれており熱中症の予防に有効と考えられる.

- 夏場は特に高齢者は脱水症が生じやすく，脱水に自分では気づきにくいことも多い．いわゆるかくれ脱水である．お茶などの塩分が少ないものを飲むことがあり，自分では水分補給を行っているつもりでも結果的に電解質が補給されていない場合もあり，経口補水液などを定時に飲用する習慣をつけさせることが熱中症の予防になる[5].

- 高齢者で嚥下機能低下による誤嚥のリスクが高い場合には市販の経口補水液をゼリー状にしたものもあり，ゼリータイプを注意深く経口摂取することが望ましい.

コラム　かくれ脱水

　脱水症の症状がみられる前の段階のことで，体の正常な状態と脱水症の間にある「脱水症前段階」のことで，体の1〜2％の体液が失われいる状態である．下記の徴候があればかくれ脱水を疑う．
- 皮膚のつやがなく，乾燥し，ガサツクようになった．
- 口の中がネバつくようになった．食べ物がパサつき，つばが少なくてつばをゴクンと呑み込めない．
- 便秘になったあるいは以前よりひどくなった．
- 足の浮腫を認め，特に靴下を脱いだ跡が，脱いだ後10分以上も残る．

参考文献

① 三宅康史．日常生活中の熱中症．In: 三宅康史，編．熱中症 Review Q & A でわかる熱中症のすべて．東京：中外医学社；2012．p.73-82.

② 日本救急医学会熱中症に関する委員会．本邦における熱中症の現状―Heatstroke STUDY2010 最終報告―日本救急医学会．2012; 23: 211-30.

③ World MJ, Booth TC. The environmental challenge to HM land forces. Clin Med. 2008; 8: 399-403.

④ Day TK, Grimshaw D. An observational study on the spectrum of heat-illness,with a proposal on classification. J R Army Med Corps. 2005; 151: 11-8.

⑤ 日本救急医学会熱中症に関する委員会．熱中症の予防・治療には何を飲めばよいか．In: 日本救急医学会熱中症に関する委員会，編．熱中症診療ガイドライン．日本救急医学会熱中症に関する委員会．2015. p.10-1.

解説 12 一般の人の"今日これから" 熱中症にならないための注意事項

☑ 暑さを避ける工夫をしよう

「昔の夏はもっと涼しかった」,「最近,夏になると熱中症のニュースが多くなった」と感じることはないだろうか.実際,地球温暖化やヒートアイランド現象などにより,夏季の気温は100年に1.5℃上昇している図12-1.特に日本の夏は太平洋高気圧に支配されており,暖かく湿った空気が特徴である.体感温度は湿度も大きく影響することから,気温上昇とともに急激に熱中症のリスクが増えることになる.

当然ながら,暑さを避けることが熱中症予防の第1になる.夏季には,天気予報をこまめにチェックすることや,暑さ指数(WBGT: Wet Bulb Globe Temperature: 湿球黒球温度)などを用いて,その日の熱中症のリスクを考慮し活動する必要がある.暑さ指数に対応する行動指針としては,(公財)日本スポーツ協会による「熱中症予防運動指針」,日本生気象学会による「日常生活における熱中症予防指針」があり,運動時および日常生活における行動指針などが解説されている(解説07参照).

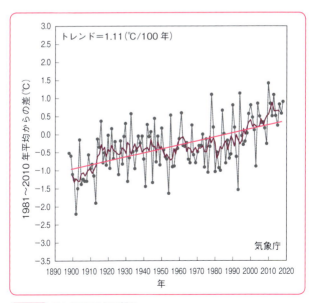

図12-1 日本の夏平均気温偏差

特に高齢者に多い室内での熱中症を防ぐためにはどのような工夫が必要であろうか．もっとも重要な点は，しっかりと空調設備を利用することである．「昔から冷房は使わなかった」，「冷房を使うと体の調子が悪くなる」という患者が熱中症で受診することはよく経験する．特に高齢者は暑さを感じにくく，体温調節能が弱いといった特徴があり，若年者以上の注意が必要となる．

空調設備を使用する際は，室温を正しく測定し，室温28℃(エアコン設定温度ではない)を目安に空調を設定する．また，窓から入る直射日光を遮光カーテンなどで遮断することや，扇風機を利用し気流を発生させ空気を循環させることも室温低下に有用である．

衣服を工夫するポイントとしては，日射の侵入を防ぎ，体表に空気を通し熱を外へ逃がすことが重要である．具体的には，輻射熱を吸収する黒色の衣服を避けることや，ゆったりとした襟元が緩い衣服を選択することなどがある．吸汗・速乾素材を使用した衣服を選ぶことも有用である．また，日傘や帽子を利用することで直射日光を避けることもできる．

☑ 水分補給の工夫をしよう

人間の体において暑い環境で体温を下げる機序は，汗をかくことにより体表上より気化熱を奪うという方法である．そのため，熱中症予防のためには発汗により失われる汗を，水分補給により補うことも重要である．

徐々に脱水症状が進行するとき，人間は口渇感を感じないことがあり，特に高齢者においては顕著である．熱中症のリスクがある環境では，常に手の届く場所に飲み物を置いておき，こまめに水分補給する必要がある．

飲み物の種類にも注意が必要である．熱中症では水分とともにナトリウムなどの電解質の喪失があるので，ナトリウム欠乏性脱水が主な病態であり，水分の補給に加えて適切な電解質の補給が重要である．

表12-1 は汗に含まれる電解質の濃度と，水，経口補水液（ORS），スポーツドリンクに含まれる電解質の濃度である．水だけでは熱中症予防には不十分であることがわかる．

表12-1 体液・飲料の電解質組成

	ナトリウム (mEq/L)	カリウム (mEq/L)	クロール (mEq/L)
汗	10〜70	3〜15	5〜60
水	0	0	0
経口補水液	50	20	50
スポーツドリンク	21	5	16.5

経口補水液（ORS）は，1970年代に発展途上国において，コレラに罹患した乳幼児の脱水を予防，治療をするために世界保健機構が開発したものである．現在は日本においても薬局や病院内のコンビニエンスストアなどで容易に手に入る．経口補水液はマズくて飲めない！と感じている方もいると思うが，最近は味に工夫されたものも発売されており，随分と飲みやすくなったと筆者も感じている．また，ドリンクタイプ以外にもゼリータイプや粉末タイプがあり，嚥下が弱くなっている高齢者にはゼリータイプ，スポーツ中に給水所の水に混ぜて飲むために粉末タイプを携帯するなど状況によって使い分けることが可能である．

予防という観点からは，健康な人はスポーツドリンクでも問題はないと考えられるが，必要な成分に比べ塩分が少なく，糖分が多いということを認識しておく必要がある．また，口渇感を感じたときは純粋な水を飲みたくなるものである．確かに，汗の成分は「水」がほとんどであるが，水分のみを大量に摂取することにより血中のナトリウム濃度が薄まってしまい，結果として水分は尿として排泄されてしまうため，厳密に予防に適しているとは言い難い．お茶やコーヒーも同様の機序に加え，カフェインによる利尿作用があり適していない．

経口補水液やスポーツドリンクが手に入らなくても，0.1から0.2%程度の食塩水，つまり1Lの水に1から2gの食塩と砂糖大さじ2〜4杯（20〜40g）の糖分を加えたものも効率よく水分を吸収でき有効な予防になる．とてもおいしいとは言えないが，自宅にて簡単に作ることができるので，ぜひ試してみていただきたい．

☑ 体調管理の工夫をしよう

この本を読まれている指導者層のなかには，若い頃に「暑さでどれだけ気分が悪くなっても競技が終わるまでは水分をとってはいけない！」，「暑くても気合で乗り越えろ！」といった指導をされた方もいるのではないだろうか．現代において，このような指導はパワハラを超えてもはや傷害事件である．

風邪や体調不良の時は，食欲がなくなるということは誰もが経験することである．食事の量が減れば，人間の体は脱水状態に傾く．前述した通り脱水状態は熱中症のリスクファクターであり，体調がすぐれない時は暑い環境での行動を避けるべきである．

飲酒も同様に脱水状態になる．酔っている状態や二日酔いの状態も，体調が回復するまでは暑い環境での行動を避けるべきである．

急激な環境温の変化も熱中症のリスクファクターである．人間の体は暑さを感じ始めてから徐々に自律神経の反応が早くなり，発汗などで体温調節を行うようになる．そのため，急激に暑さにさらされると，うまく体温調節ができずに熱中症になりやすくなるのである．夏の初めや，久しぶりに暑い環境で活動する人は徐々に暑さに体を慣らす工

夫が必要である．2003年のフランス熱波の際は約15,000人が死亡しているが，これは普段あまり暑くならない場所で酷暑が続いたためといわれている．

糖尿病や心疾患などの慢性疾患に罹患している人も熱中症になりやすく，熱中症が重症化しやすいとされている．前述のフランス熱波に関する報告においても，高齢（>80歳）に加え，老人施設入所，心疾患・悪性腫瘍，降圧薬・利尿薬服用が，熱中症関連死の独立危険因子であったとされている．

☑ まとめ

以上が熱中症にならないための注意事項である．例年，梅雨明けの時期から急激に熱中症は多くなる．夏になったな，と感じる頃にはもう熱中症シーズンである．筆者らは特に暑かった2018年夏は高齢者だけでなく，若年層の重症熱中症も多く経験し，改めて熱中症が致死的な疾患であることを再認識した．熱中症は気をつけていれば防ぐことができる病気である．自分や周囲の人が熱中症になって後悔をする前に，是非本項をよく読んで，暑さに備えていただければ幸いである．

参考文献

① 環境省．熱中症環境保健マニュアル．2018.
② 日本救急医学会．熱中症診療ガイドライン.2015.
③ 日本体育協会．スポーツ活動中の熱中症予防ガイドブック.
④ Misset B, De Jonghe B, Bastuji-Garin S, et al. Mortality of patients with heatstroke admitted to intensive care units during the 2003 heat wave in France: a national multiple-center risk-factor study. Crit Care Med. 2006; 34: 1087-92.
⑤ Hausfater P, Megarbane B, Dautheville S, et al. Prognostic factors in non-exertional heatstroke. Intensive Care Med. 2010; 36: 272-80.

解説 13 高齢者の熱中症にならないためのチェックリスト

高齢者が熱中症にかかりやすい理由として，以下の6つがある．
① 「暑い」と感じにくくなる．
② 行動性体温調節が鈍る．
③ 発汗量・皮膚血流量の増加が遅れる．
④ 発汗量・皮膚血流量が減少する．
⑤ 体内の水分量が減少する．
⑥ のどの渇きを感じにくくなる．

これを踏まえて，高齢者の熱中症予防のための5つの注意点について解説する．

☑ 暑熱環境をこまめに確認する

日本の夏は，気温も高く蒸し暑いのが特徴であるため，気温だけでは，暑さを評価できない．

さらに高齢者は，熱に対する感受性が悪く，高温多湿環境に気付かない場合も多い．そこで熱中症に関連する，気温，湿度，日射・輻射，風の要素を積極的に取り入れた指標である暑さ指数（WBGT: Wet Bulb Temperature: 湿球黒球温度）を「環境省熱中症予防情報サイト」やテレビ・ラジオの天気予報にて毎日確認することや，また居室内の湿度計付き温度計を設置し，こまめに視覚的に確認する習慣をつけることが重要である（解説07参照）．

☑ 暑さを我慢せずエアコン，扇風機などを使用，衣類も暑さを避ける工夫を

老化に伴い皮膚の温度センサーの感度が鈍くなり，暑さが感知しにくくなる．また，高齢者は用心深く窓を開けず，体の冷えを嫌がったり，節電のためにクーラーを付けずにいることが多い．そのため，上記の方法で暑熱環境の情報を把握したうえで，例えば，室温28℃，湿度60%以下などと明確に設定温度を定めて適切に積極的にエアコン，扇風機，うちわを使用することを推奨する．

また，衣類の選択も重要で，できるだけ軽装をする．素材には，吸水性が高く，速乾性に優れたポリエステル素材の衣類が推奨される．日常身に着ける下着やTシャツに使用される綿は吸汗性が高いため高齢者に好まれるが速乾性に乏しいため推奨できない．

☑ 常日頃から３度の食事をしっかりと摂取し，こまめに水分，塩分，糖分を摂る習慣をつける

　日本人の食事は，水分，塩分が多く，３度の食事をしっかりと摂取することだけでも熱中症予防になる．

　また，口渇感がなくても，意識的にまたは時間を決めて飲水するようなスケジュールを組ませることも重要である．

　摂取するのは，水分，塩分，糖分の配合バランスがとれた経口補水液が望ましい．経口補水液は，水よりも利尿が起こりにくい点からも，夜間頻尿に悩む高齢者にも適している．嚥下反射が低下してきている高齢者に対してはゼリータイプの経口補水液の使用を考慮すべきである．経口補水液以外にも，しじみ汁，梅昆布茶，おかゆと梅干しの摂取も水分，塩分，糖分の配合バランスがとれているとされる．

☑ 日頃から暑さに備えた体力づくりをし，自身の体力の限界，持病，内服薬を把握する

　日常的に運動して若年者と同様の体力レベルをもつ高齢者では，若年者に劣らない暑さに対する耐性（若年者と同等の発汗能力など）を持っていることが明らかにされている．このことは，高齢になっても日常的な運動習慣を身につければ，体温調節能力の老化を遅らせることができることを示している．

　さらに近年，運動直後30分以内に糖質とタンパク質を含んだ食品の補給が高齢者の血漿量を増加し，それが循環および体温調節反応に好影響を及ぼすことが報告されている．

　季節の変化に伴う暑熱順化の獲得が遅れる高齢者では，暑さの訪れる前から早めに１日１回の散歩などで汗をかく運動をして，体力づくりをすることが推奨される．

　しかし，高齢者には，日ごろの運動や体力づくりには限界があることも周知し，頑張らせすぎないように十分に説明する必要がある．

　また，心機能低下や腎機能低下などの水分・塩分制限をしなければならない持病のある高齢者に対しては，持病の程度に応じて，暑熱環境における水分・塩分制限指導を主治医に仰ぎ，高齢者自身がその状態を把握し，適切に実行することが重要である．１日の決められた水分量を何回かに時間を決めて，飲水することが推奨される．

　高齢者は多くの疾患を抱え，多数の医療機関に通院し，多種多数の薬剤を内服している可能性が高い．体温調節に影響を及ぼす薬剤を**表13-1**に示す．

　これらの薬剤を内服している高齢者や家族を含めた介護者に対しては，熱中症に対するリスクがさらに上昇することを十分認識させ，早めの対応をすることが重要である．

表13-1 体温調節に影響を及ぼす薬剤

①皮膚からの熱放射障害
抗コリン作動薬（発汗抑制）
抗コリン薬，抗ヒスタミン薬，三環系抗うつ薬

②心機能低下・心拍出量低下
抗不整脈薬，β遮断薬，カルシウム拮抗薬
利尿により循環血液量減少：利尿薬，アルコール

③視床下部機能抑制（体温調節に影響）
抗精神病薬
フェノチアジン系薬
ブチロフェノン系
非定型抗精神病薬

(葛谷雅文. 日本医学会雑誌. 2012; 141: 294-8)

☑ 家族やご近所，ヘルパー，行政などと密に連絡を取り合う

　高齢者が昔と違う夏に，高温多湿環境に連日置かれ，屋内に逃げ込んでいても暑さから体調を崩し，食欲が落ち，脱水症状があらわれ，持病の悪化や感染症などにより，数日後に重症化し，そこで初めて周囲の人に気付かれて救急車で救急外来に担ぎ込まれてくるのが，今の高齢者熱中症の現状である．そのため，高齢者の熱中症は，重症例が多く，中枢神経障害（高次機能障害，小脳症状，嚥下障害など）が主体の後遺症を残す割合が多いといわれている．

　そこで高齢者の熱中症は，常日頃からの予防，早期発見，早期治療が求められている．

　家族は一緒に住んでいなくても，1日最低2回の声掛け，体調確認をし，少しでも体調不良があれば，かかりつけ医の診察を促してもらう習慣をつけてもらう．

　また，独居高齢者や老老介護世帯に対しては，ご近所の方や行政に介入を依頼し，こまめに声をかけあい，体調の変化を見守ることが重要である．

　独居高齢者や老老介護世帯が増加している昨今，若年者も含めた社会全体に高齢者が熱中症弱者であることを周知し，熱中症の予防や早期発見の方法を啓発し，高齢者を見守っていくことが，何よりの高齢者の熱中症予防につながると考えられる．

参考文献

1. 環境省保健部環境安全課, 編. 熱中症環境保健マニュアル 2018. 2018. p.13, p.36-8.
2. 白石振一郎, 横田裕行. 熱中症の予防と治療. 日本医学会雑誌. 2012; 141: 274-7.
3. 葛谷雅文. 高齢者の熱中症. 日本医学会雑誌. 2012; 141: 294-8.
4. 清水敬樹. 高齢者の熱中症 予防と治療. Geriatric Medicine. 2014-5; 52: 495-7.
5. 秋山正子. 在宅高齢者の熱中症—予防の観点から地域ネットワーク構築まで—. Geriatric Medicine. 2014; 52: 527-32.
6. 大城和恵. 【高齢者における熱中症】臨床に役立つ Q & A 2. 熱中症対策の身近な方法を教えてください. Geriatric Medicine. 2014; 52: 537-40.
7. 井上芳光. 【高齢者における熱中症】臨床に役立つ Q & A 3. 高齢者の暑熱耐性と暑熱順化について教えてください. Geriatric Medicine. 2014; 52: 541-4.
8. 高瀬義昌. 【高齢者における熱中症】臨床に役立つ Q & A 7. 高齢者熱中症患者の治療と予防に経口補水液は有効？. Geriatric Medicine. 2014; 52: 557-60.
9. 三宅康史. 我が国における高齢者熱中症の実態—Heatstroke STUDY 2010 からの分析—. 日本臨牀. 2013; 71: 1065-73.

解説 14 熱中症リスクとなる高齢者の脱水サイン

☑ 脱水とは

　人間の体の60%は水分でできている．通常，体重60kgの成人では，全水分量は36Lと推測され，1日の水分バランスは **表14-1** のようになる①．体内の水分は主に食事および飲水から摂取されるが，代謝水（栄養素の代謝による水の生成）がおよそ体重あたり5mL生成されるとされている．一方，体内の水分は主に尿，便によって排泄されるが，不感蒸泄（読み：ふかんじょうせつ．皮膚や呼気から蒸発して失われる水分）が，およそ体重あたり15mLあるとされている．さらに，不感蒸泄は体温1℃の上昇で約15%増加するとされている①．

　体内の水分量が正常以下になった状態を脱水という②．さまざまな要因で食事や飲水の量が減少したり，嘔吐や下痢，発汗などで水分の喪失が増加することによって発症する．

　体内の水分は細胞内液と細胞外液に分類され，その内訳は **表14-2** のようになっている．

　細胞外液は，血管内に存在する血漿と組織間質液（細胞の外，かつ血管の外の部分．細胞を支持する組織などが含まれる）に分けられ，体重の20%を占める．循環血液量を維持し，各臓器へ酸素を細胞へ運搬したり，老廃物や炭酸ガスを細胞外に運び出す役割を担っている．そのため，脱水によって細胞外液が減少すると各臓器の機能が低下し様々な症状が出現する．例えば，脳の機能が失われれば意識障害となる．

表14-1 体重60kgの成人の1日あたり水バランス

In		Out	
食事	700mL	不感蒸泄	900mL
飲水	1500mL	尿	1500mL
代謝水	300mL	便	100mL
計	2500mL	計	2500mL

（矢崎義雄，総編集．内科学第10版．東京：朝倉書店；2013）

表14-2 体重60kgの男性の体液の内訳

全水分量 36L	細胞外液 12L	血漿（血管内）3L
		組織間質液 9L
	細胞内液 24L	

（矢崎義雄，総編集．内科学第10版．東京：朝倉書店；2013より作成）

細胞内液は文字通り，人間の体を構成する細胞内に含まれる水分であり，細胞外液の倍の，体重の 40% を占める．細胞外液が減少すると細胞内から水分が細胞外に移動し，細胞外液を補う．

細胞外液のナトリウム濃度は細胞内液の約 9 倍の濃度であり，ナトリウムは細胞外液の容量を維持する働きをもっている．

脱水によって体内の水分量が減少している場合，水分の不足，ナトリウムの不足，両方の不足の 3 つの病態がある．

脱水の治療は主に，飲水によって，または血管から直接，水分とナトリウムを投与することである．

高温環境下では，体温を下げるため発汗量が増え，通常，水分およびナトリウムの両方の不足した脱水となる．水分とナトリウムを補充すれば体温の上昇が回避でき，熱中症を回避することができる．

したがって，熱中症を予防するためには，早めに脱水のサインに気づくことが重要である．

☑ 脱水になりやすい高齢者の背景

高齢者は，加齢による腎機能の低下のため尿を濃縮する能力が低下している．また，細胞内液量が減少している．そのため，いわば総合的に「水分保持能力」が低下している．さらに，口渇中枢の鈍麻により口渇感を自覚しにくい．そのため，健常な高齢者でも，軽微な環境の変化や体調不良（下痢，嘔吐，発熱など）で脱水に陥りやすい[3]．

糖尿病も多尿により水分喪失をきたしやすい．年齢とともにその有病率は上昇し，70 歳以上の 23.2% で糖尿病が疑われると報告されている[4]．

糖尿病以外にも，高齢者は様々な併存疾患のため多種多様の薬剤を常用していることが多い．なかでも利尿薬や下剤は水分排泄を増大させる働きがあり，環境の変化や体調不良があるときには脱水に注意が必要である．

また，認知症やうつ病などの精神疾患のある患者，飲水や食事に介助を要する高齢者は，普段から飲水量や食事摂取量が低下しているため[5]，慢性的に脱水の状態となっていることもある．さらに，夜間排尿や排泄に介助を要する高齢者は，意図的に本人または介助者が，飲水量を減少させることがあると報告されている[3]．

以上より，高齢者で体調が普段より変化しているもの（下痢，嘔吐，発熱など），認知症やうつ病などの精神疾患のあるもの，糖尿病を有するもの，飲水や食事，排泄に介助を要するもの，夜間排尿があるもの，利尿薬や下剤を使用しているものは容易に脱水になりやすいと認識する必要がある．

☑ 高齢者の脱水サイン

高齢者の脱水の診断は難しい．最終的に血液検査などを用いて総合

的に診断される.

一般的に報告されている症状は,「のどが渇く」「唇が乾いている」「舌が乾燥している,亀裂がある」「腋が乾いている」「目が落ち窪んでいる」「毛細血管充満が遅い」「皮膚の緊張が低下している」「反応が鈍い」などである.

前述したように,高齢者は口渇感を感じにくい.「のどが渇く」自覚と血液検査とで関連がないという報告もある[6]. とはいえ,飲水制限をされていない限り,特に環境の変化や体調不良の時に「のどが渇く」と感じるときには,積極的に飲水を考慮すべきだろう.

客観的にみて,「唇が乾いている」「舌が乾いている,亀裂がある」は,脱水に伴う血液検査異常と関連があるという報告もある. なお,逆に口腔内が乾燥していても口渇感がないものが半数を占めるという報告もある[3].

入院を要した高齢者を対象に検討した研究では,脱水と最も関連のある症状は「腋が乾いている」症状であり,次に「目が落ち窪んでいる」「毛細血管充満が遅い」が脱水と関連があったと報告されている[7].

なお,「毛細血管充満が遅い」とは,心臓の高さに手を置き,手の爪先を圧迫したのち解放する. 通常はすぐ元の爪の色に戻るが,それが5秒以上かかることをあらわす **図14-1**.

医療現場では「皮膚の緊張が低下している」もよく脱水の指標として用いられる[1](専門用語では「ツルゴールが低下している」ともいう **図14-2**). これは,前胸部などの皮膚をつまみあげてから離すと,通常はすぐもとの位置にもどるが,それが2秒以上かかることをあらわす.

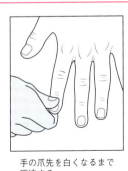

図14-1 毛細血管充満の評価方法

心臓の高さに手を置き,手の爪先を圧迫した後解放する. 通常はすぐ元の爪の色に戻るが,それが5秒以上かかると毛細血管充満が遅いと評価する.

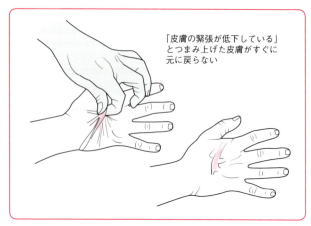

図14-2 皮膚の緊張の評価方法

皮膚をつまみ上げてから離すと,通常はすぐ元に戻るが,それが2秒以上かかることを「皮膚の緊張が低下している」と評価する.

　しかし,様々な研究にもかかわらず高齢者の脱水を身体所見で診断することは困難といわれている.脱水が進行すると血圧低下,各臓器機能の低下が現れ,その1つとして意識障害がある.「反応が鈍い」時など,いつもと状態が違うと感じた場合は,前述した脱水になりやすい背景や水分摂取状況を考慮して,他の症状に乏しくとも脱水を疑うことが重要である.

参考文献

[1] 矢崎義雄, 総編集. 内科学第10版. 東京:朝倉書店;2013.
[2] 日本救急医学会　医学用語解説集. http://www.jaam.jp/html/dictionary/dictionary/word/0622.htm
[3] 奥山真由美, 西田真寿美. 高齢者の脱水症予防ケアに関する文献的考察. 山陽論叢. 2012;19:83-91.
[4] 平成28年　国民健康・栄養調査結果の概要. 厚生労働省. https://www.mhlw.go.jp/file/04-Houdouhappyou-10904750-Kenkoukyoku-Gantaisakukenkouzoushinka/kekkagaiyou_7.pdf
[5] Weinberg AD, Minaker KL. Dehydration. Evaluation and management in older adults. JAMA. 1995; 274: 1552-6.
[6] 梶井文子, 杉山みち子, 五味郁子. 在宅虚弱高齢者における脱水状態と水分摂取状況. 聖路加看護大学紀要. 2006; 32: 43-50.
[7] Shimizu M, Kinoshita K, Hattori K, et al. Physical signs of dehydration in the elderly. Internal Medicine. 2012; 51: 1207-10.

Heatstroke: the Pocket Manual

解説 15 乳幼児の夏に気をつける 脱水症/熱中症チェックリスト

☑ 保護者の力で子どもの熱中症を予防 / 軽症化

　熱中症の症状は，炎天下や暑熱環境下での体温上昇と，それに伴う非特異的な不機嫌，嘔気・嘔吐，全身倦怠感など，症状が多岐にわたる．重症化すると意識障害やけいれんを呈し，多臓器不全にも陥る．小児の熱中症はほとんどが軽症であるが，時に重症化し死に至る疾患であるため，予防し防ぐことが重要である．身体所見を正確に伝えられない乳幼児にとって，保護者の熱中症に対する正しい知識と適切な対応が，熱中症を予防し軽症化に導く．小児は成人と比べ体温コントロールと水分バランスの調整機能が異なり，炎天下や暑熱環境下で熱中症を発症しやすい．体温コントロールの特徴としては，体表面積が大きく外気の影響を受けやすい，発汗機能が未発達で体に熱がこもりやすい，自ら衣服の調整や選択ができない，などがあげられる．これらの特徴から，乳幼児は急激な体温上昇を引き起こしやすい．水分バランスの特徴としては，尿濃縮能が未発達で水分を失いやすい，自ら水分補給を必要量行えない，などがあげられる．大量発汗の末に脱水に陥ると，主要臓器への血流を維持するために皮膚の血管を収縮させ熱の放出ができなくなり，さらに体温上昇を引き起こす悪循環となる．そのため，熱中症治療では水分補給が重要となってくる．

こんな症状に注意

　非特異的な症状の多い熱中症だが，衣類が濡れる程の大量発汗や口渇を伴うなど，体温上昇と共に脱水状態が併存している．脱水を示唆する症状としては，尿量減少（尿の回数・量が減る，オムツ交換回数が減る），眼球陥凹（目が落ち窪む），涙流低下（涙が少ない・出ない），口腔内乾燥（口の中や唇が乾く）などは，保護者も気付けるサインである．医療者はさらに，頻脈，末梢冷感湿潤，末梢・中枢動脈触知不良，毛細血管再充満時間延長，ツルゴール低下（皮膚のしわが戻らない）（図 14-2 参照）などから脱水徴候を把握しているが，保護者には困難と思われるため，簡易なサインを参考にしていただきたい．炎天下や暑熱環境下で活動している場合，乳幼児のあらゆる変化は熱中症症状である可能性がある．身体症状を正確に訴えられないからこそ，保護者の観察が重要となってくる．意識状態の変化としては，漠然とした身体の変化を不機嫌や啼泣で表していることがある．症状が進行すれば，活気がなくぐったりして傾眠となり，受け答えも要領を得なくなる．重症化すると全く反応しなくなり，全身性のけいれんを起こすこともある．全身状態の変化としては，顔面紅潮（赤ら顔），全身倦

怠感（だるさ・ふらふらする），頻呼吸（呼吸が速い・荒い），頭痛，嘔気・嘔吐，腹痛など多岐にわたる．意識・全身状態の変化に気付き介入することで，乳幼児の熱中症を軽症のうちに防いでいただきたい.

☑ こんな状況に注意

　前項で，乳幼児は自ら衣服の調整や選択ができず，水分補給を必要量行えない，と述べた．それに加えて，乳幼児は自ら熱中症に成り得る危険な状況を避けることができない場合がある．夏になる前から熱中症の危険性をメディアが報じているが，熱中症による死亡者は後を絶たず，乳幼児や学童の報告も認めている．エンジンの切れた車内に置き去りにされ死亡，という事件・事故が毎年のように起きている．保護者は少しだけという気持ちがあったのだと思うが，その少しだけが命取りになる．日本自動車連盟による8月の車内温度測定の結果では，エアコン停止15分後に熱中症指数が危険レベルに達していた．寝ているからという理由で車内に置き去りにすることは非常に危険である．また，エアコンをつけていれば車内に置き去りにして良いかと言うとそうではない．エアコンをつけていれば車内温度の上昇は防げるが，エンジンがかけられたままであるため，誤操作で車が動く，燃料切れでエンジン・エアコンが止まってしまう，などの問題も起こり得ることが指摘されている．熱中症の問題や夏だけではなく，車内に乳幼児や学童を置き去りにすることは避けていただきたい．危険は車内だけではない．地面から近い程，気温が高いと言われており，小児と成人の顔の高さの違いで2～3℃の温度差があると言われている．また，ベビーカー利用中は地面からの距離が近くなっており，成人の顔の高さの温度が約33℃であった時に，ベビーカー内は36℃台であったとの報告もある．日差し除けなどで風が当たらない状況では，さらに高温になる可能性もあるため，外出時は乳幼児の状態変化に細心の注意を払う必要がある．小児は成人より高温環境に曝されており，保護者が気付かないうちに熱中症を発症しているため，こまめな水分補給と状態変化に気付くことが重要である.

☑ こんな対応に注意

　小児は楽しかったり夢中になったりすると，休憩や水分補給を忘れてしまう．知らず知らずのうちに熱中症を発症し，脱水状態となっている．その際，水分補給はどうしているか．塩分や糖分の含まれていない水だけを飲ませていると，電解質異常や低血糖を引き起こす危険性があり，さらに脱水を進行させてしまう恐れもある．塩分や糖分が含まれている経口補水液やスポーツドリンクなどが理想的であるが，味を好まず飲んでくれない乳幼児もいるだろう．普段好んで飲んでいるもので代用可能で，乳児であれば母乳や粉ミルク，幼児であれば薄めたジュースでも良い．飴やタブレットが摂取可能な年齢であれば，

塩分や糖分の入ったもので不足分を補えば良いだろう．自宅であれば，みそ汁やスープを飲ませるのも良い．投与量は軽度から中等度の脱水であれば，50～100mL/kgを3～4時間かけて投与することを目安とする．一気に飲むと吐いてしまうことがあるため，少量頻回に投与することで吐かずに飲むことを目標とし，最初の1時間で10～20mL/kg程度飲めれば改善が期待できる．経口摂取が可能なうちは病院受診が不要なことが多いが，経口摂取不良の際は点滴加療を要する状態が考えられるため，ただちに病院受診を考慮する．その他の対応として，日陰の涼しい環境で休憩を取り，衣類を緩め，うちわやタオルなどで扇ぐのも効果的である．太い血管が通っている頸部，腋窩，鼠径部を濡れたタオルや氷を包んだタオルで冷やすことも体温を下げるのに良い．また，外で遊ぶ際に日焼けを気にして長袖を着させている保護者もいるが，衣類の中は対流や輻射が滞るため，熱がこもってしまい体温上昇に繋がる．通気性や発汗性の良い衣類を選んであげるのも保護者の役目であり，帽子を被ったり，日陰が多い場所で遊んだり，と対策することも大切である．

☑ 暑熱順化の促進／熱中症予防

家庭用ゲームの普及でクーラーの効いた屋内で遊ぶことが増え，屋外で遊ぶ習慣が減ってきており，暑さに順応できない小児が増えていることも熱中症を発症しやすい要因の1つとなっている．暑くなる前から屋外で遊ぶ習慣を促し，徐々に暑さに慣れるように暑熱順化を促進することも重要である．また，元々体調不良があれば熱中症になりやすいため，健康状態把握も保護者には欠かせない熱中症予防のポイントである．

参考文献

①日本救急医学会，監修．三宅康史，企画・編集．熱中症～日本を襲う熱波の恐怖～．改訂第2版．東京：へるす出版；2017.
②日本救急医学会熱中症に関する委員会．熱中症の実態調査―日本救急医学会 Heatstroke STUDY 2012 最終報告．日本救急医学会雑誌．2014；25：846-62.
③Michael JS, Darren AD, Julie SB. Is this child dehydrated? JAMA. 2004；291：2746-54.
④日本自動車連盟．車内温度／夏．http://www.jaf.or.jp/eco-safety/safety/usertest/temperature/detail2.htm
⑤浜本 彰．ベビーカーに乗った乳幼児がおかれる環境の実態に関する試験研究．兵庫県立生活科学研究所研究報告．2004；19：137-47.
⑥Stephan BF, Andrew RW, Kathy B, et al. Effect of dilute apple juice and preferred fluids vs electrolyte maintenance solution on treatment failure among children with mild gastroenteritis. JAMA. 2016；315：1966-74.
⑦波多江 健．経口補液療法．小児科診療．2011；74：837-40.

解説 16 4つのCHECKで判断する 応急処置でわかる緊急度（重症度）診断アルゴリズム

　熱中症が疑われる人がいたら，声を掛けてまず意識を確認．そして助けを呼んだ上で応急処置（冷却と水分補給）を安全に施しながら，その回復具合によって医療機関の受診の必要性を判断する．

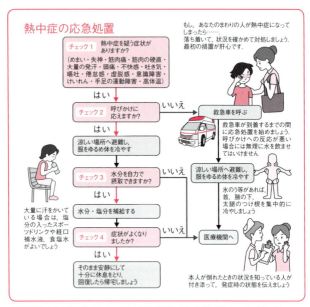

図16-1 応急処置でわかる熱中症緊急度（重症度）判定アルゴリズム
（環境省熱中症環境保健マニュアル2018 より）

☑ CHECK 1：熱中症を疑う症状がありますか？

　暑熱環境の中で体調不良を訴える人，具合が悪そうに見える人を見つけたら，熱中症の可能性がある．それだけではなくて，その日の昼間に暑熱環境で頑張った後，夕方になって現在は涼しい環境にいるのにもかかわらず昼間の熱ストレスによって熱中症の症状が出る人もいる．症状は典型的なものもあるが，実に多彩でこれだから熱中症で決まり，とか，逆にこの症状だから熱中症ではない，と言った特異的なものはない（→1章．熱中症とは？　チェックリスト，2章．熱中症かも？　臨床症状チェックリスト参照）．

体調不良の人がいた場合に熱中症を疑う上で最も重要なことは，唯一，前提条件として"暑熱環境に長くいた"かどうか，ということになる．

☑ CHECK 2: 呼びかけに応えますか？

体調不良の人がいた場合に，その重症度・緊急度を測る上で，一般の人でもその判断をしやすい方法として，意識障害の有無があげられる．一次心肺蘇生術（BLS）でも人が倒れていた場合に最初に行うのは，「大丈夫ですか？」と声掛けして反応があるかどうかを確認することである．

熱中症も同じで，暑熱環境下で，あるいは居た後に体調不良の人を見かけたら，まず「どうかしましたか？」「大丈夫ですか？」「どこか具合が悪いのですか？」などと声を掛け，呼びかけに反応するかどうかを確認する．シッカリ返事ができない，返事はしても何かおかしいと感じたら，熱中症かどうかは別にして救急車を呼んで医療機関への搬送を考慮する．返事もしない，呼吸もできていない場合にはさらに重症なので，協力してもらえる人と同時に救急車を呼ぶ．すぐに一次心肺蘇生術（BLS）が必要な状況である．

声掛けして話がシッカリできれば，脳に酸素とブドウ糖を運ぶ血液が十分供給されており脳の機能も正常と考えられるので，取りあえずは重症ではないと判断して，風通しの良い日陰や冷房の効いた屋内，車内に運び込んで，衣服をゆるめ，太い静脈がゆっくり流れている首筋，脇の下，鼠径部前面に水で濡らしたタオルを当てて，風を送って冷却を始める．コンビニで大きなビニール袋で売っているかち割り氷が購入できれば，さらに効果的に体を冷やすことが可能になる．ここまでできたら CHECK 3 に進む．

よくおこる失敗例として，テント内など直射日光は当らないが風通しが悪く蒸し暑い場所や，屋外の日陰で安静にさせていても実はついさっきまで日が当っていて地面の温度が高くかえって輻射熱や伝導によって体が温められている場所で応急処置が継続されている，など結果的に涼しい環境が提供されておらず全身冷却が効果的に進んでいないケースが見受けられることがある．

☑ CHECK 3: 水分を自力で摂取できますか？

涼しい場所で体の冷却が始まったならば，次は冷たい水分を摂ってもらう．熱中症では脱水状態が存在するので，水分補給は必須である．大量に汗をかいた場合には塩分を含むスポーツドリンクや経口補水液を選択してもよい．これらに糖分が含まれているのは，エネルギー補給や飲みやすい味付けという意味合いもあるが，消化管での水の吸収をよくするための浸透圧の調整が最大の目的である．体の冷却という点では，冷やしてある方が一層効果的である．

ここでのもう1つのポイントは"自力で"飲んでもらうところにある．自分でペットボトルを持って自分で口に運び，こぼさずむせずにうまくゴクゴク飲めれば，水分補給が始まっただけではなく，この人の意識がシッカリしていることの確認にもなる．うまく飲めない場合には，水分補給が始まらないと言うだけでなく，何らかの意識障害が存在すると認識して，医療機関受診の適応となる．

また，意識が清明であっても熱中症による症状として吐き気や嘔吐，腹痛などがあって水分補給ができない症例もある．この場合も医療機関での点滴による水分，電解質補給の適応である．

問題なく水分を自力で飲める場合には CHECK 4 に進む．

☑ CHECK 4： 症状が良くなりましたか？

少なくとも 20 分程度は必ず誰かが付き添って，状態の変化，特に顔色や表情，意識状態，新たな症状の出現などに気を配る．体が十分冷やされ，水分補給により循環状態が改善してくれば，顔色，表情も落ち着いてくる．元気が出てきたら，もうしばらく安静にさせて状態が悪化しなければ，そのままイベントに復帰することも可能である．ただ1人にはしないよう配慮が必要である．心配な場合には医療機関の受診を勧める．

適切な応急処置にもかかわらず，状態に変化がない，あるいは悪化傾向があれば，遅延なく医療機関への搬送を行う．水分補給が十分か，体がうまく冷やされているか，などにももう一度点検してみる．頻呼吸や頻脈が落ち着いてくる，尿意が出てくることなどは客観的な状態改善の把握に有用である．

解説17 救急隊員による熱中症の現場重症度判定

☑ 熱中症で救急要請される患者さんとは？

「熱中症の応急処置」（図 16-1 参照）のプロトコール（アルゴリズム）に従えば，以下の①～③のいずれかに該当する人が，救急要請される．

① 呼びかけに反応がない人
② 自分で水分が摂れない人
③ 水分を摂っても症状が回復しない人

熱中症の診療フロー 図17-1 に示した通り，救急要請された人に対して，救急隊と救命救急センター，一般の救急病院が連携して対応する．

救急隊が行う処置は，
・搬送先を選定するトリアージに必要な観察
・現場で必要な処置
である．

救急隊のトリアージで重症と判断されたら，救命救急センターや集中治療室へ搬送される．軽症と判断されたら，一般の救急病院へ搬送される．一般の病院でも初療と同時に2回目のトリアージが行われて，必要な場合は救命救急センターや集中治療室へ転送される．

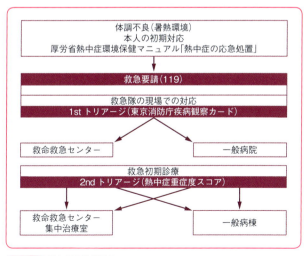

図17-1 熱中症の診療フロー

☑ 搬送先を選定するトリアージに必要な観察

(→ LIST 17 のチェックシート参照)

　東京都内での救急隊が用いる熱中症のトリアージは **図17-2** の東京消防庁疾病観察カードである．意識障害を中心としたバイタルサインの異常を重症と判断している．

　Heatstroke STUDY-2014（日本救急医学会が実施した全国規模の疫学調査）を用いた931例の検討では，チェックシートの意識・呼吸・脈拍・血圧・SpO_2の異常を1つでも認めた場合を重症，院内死亡例もしくは入院中の人工呼吸器使用例（救命救急センターでの対応が必要な重症例を想定）を転帰の悪化と分類した場合，**表17-1** の「東京消防庁疾病観察カードと転帰」に示した通り，感度は83.1%であり，重症例を選択するトリアージとして有用だと考えられる．

　東京消防庁のトリアージシステムはバイタルサインのみの評価であるが，病院搬送後の治療効果を確認するためにも，体温と熱中症の症状の有無は確認するべきである．体温は深部体温を測定することが望ましいが，職種に合わせた部位で測定するので問題ない．熱中症の症状は，日本救急医学会熱中症分類2015（図4-1参照）の軽症（Ⅰ度とⅡ度）に示された症状をチェックリストにならべた．救急隊の処置や病院での治療が有効であれば，熱中症の症状は消失するので，治療

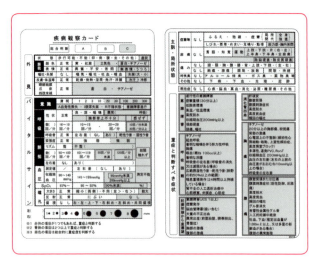

図17-2 東京消防庁疾病観察カード

Heatstroke: the Pocket Manual

表17-1 東京消防庁疾病観察カードと転帰

		転帰		
		悪化	良好	合計
東京消防庁 疾病観察カードで バイタルサインの 異常	あり	59	410	469
		83.1%	47.7%	50.4%
	なし	12	450	462
		16.9%	52.3%	49.6%
合計		71	860	931
		100.0%	100.0%	100.0%

効果の確認に有用な指標となる.

☑ 現場で必要な処置

　熱中症の病態は暑熱障害（高体温）と脱水である. 救急隊は病院への早期搬送を阻害しない範囲で必要な処置を行う必要がある.

　最重症例は心肺停止例だが, この場合は通常の心肺停止と同様に胸骨圧迫と除細動, 場合によっては気管挿管, アドレナリン投与などの心肺蘇生を行う.

　高体温に対しては, 脱衣と救急車内の空調装置を用いて冷却を行う. 可能ならば, タオルや霧吹きで体表を湿らせて, 扇風機やうちわで水分を気化させる蒸散冷却法を行うのが有効である. ただし, 過剰な冷却はシバリングを起こすことがあるので, 患者の様子を見ながら空調の設定温度や扇風機の風力を調整する. 救護所のような設備が整っている環境では, アイスプール（Cold Water Immersion, 図10-2参照）を用いて, 冷水で全身を冷却するのも有効である.

　脱水に対しては, 水分の経口摂取が可能な状態なら, 本人の望む飲料（お茶やスポーツドリンクなど）を摂取させる. 経口補水液が望ましいが, 本人が摂取できることが一番なので, 必要以上にこだわる必要はない. もしショックの状態と判断できるならば, 静脈路を確保して細胞外液（ラクテック®など）の輸液を行う. ラクテックの液温は冷却されているものがより望ましいと考えられるが, 脱水の補正が目的なので, 普通の液温でも構わない（冷却は脱衣や蒸散冷却法で行っている）.

☑ 軽症熱中症患者に対して（一般病院での対応）

　救急隊のトリアージで軽症と診断された症例は, 深部体温が高くなっていない可能性が高く, 脱水が病態の中心である. したがって, 経口での水分補給ができない場合, 細胞外液1000mLと2時間程度の

休憩が必要である. 脱水の程度が強ければ 2000mL 程度まで輸液を追加してもよい.

東京都内の二次病院での救急隊のトリアージで軽症と判断された熱中症患者 82 名の症例集積研究では, 体温が全て 37℃以下だった. 不十分な補液のみで帰宅 (飲酒後の患者希望で治療中断) した 1 例が再受診していたが, それ以外は, 救急外来で 2 時間程度をかけた細胞外液 500 ～ 1000mL の補液と休憩で熱中症の症状は改善していた.

また, 採血検査を行い, 肝・腎障害, 凝固障害の有無から熱中症重症度分類の修正版である熱中症重症度スコア **図17-3** を算定して, 4 点以上の症例を救命救急センターへ搬送する必要がある. Heatstroke STUDY-2014 において救急隊のトリアージで軽症と判断された 462 名の検討では, 熱中症重症度スコア 4 点以上を一般病院でのトリアージ陽性として, 転帰の悪化を院内死亡例もしくは入院中の人工呼吸器使用例 (救命救急センターでの対応が必要な重症例を想

---

①中枢神経症状
　　GCS 9 ～ 14： 1 点
　　GCS ≦8： 2 点

②肝障害
　　AST (IU/L)≧34, ALT (IU/L)≧31： 1 点

③腎障害
　　BUN (mg/dL)＞20, Cr (mg/dL)＞1.1 (male),
　　0.8 (female)： 1 点

④DIC
　　PT 比≧1.2, FDP≧10： 1 点
　　DIC スコア≧4 点： 2 点

図17-3 熱中症重症度スコア (熱中症分類修正版)
①～④の合計点により, 重症度を判定する

表17-2 熱中症重症度スコアと転帰 (東京消防庁疾病観察カード陰性例)

		転帰		
		悪化	良好	合計
熱中症重症度スコア (熱中症分類修正版)	4 点以上	12	23	35
		100.0%	5.1%	7.6%
	3 点以下	0	427	427
		0.0%	94.9%	92.4%
合計		12	450	462
		100.0%	100.0%	100.0%

定）を転帰の悪化としたら，**表17-2** の熱中症重症度スコアと転帰（東京消防庁疾病観察カード陰性例）に示したように，バイタルサイン正常の熱中症患者 462 名のうち 12 名が入院後に転帰が悪化していたが，感度 100.0%，特異度 94.9% で予測可能であった．救急隊のトリアージと合わせた 2 段階のトリアージで転帰が悪化した全例を検出可能であり，非常に有効であると考えられる．

☑ 重症熱中症に対して（救命救急センター・集中治療室での対応）

重症熱中症の初期診療として重要なのは，脱水に対する補液，高体温に対する冷却，および呼吸や循環不全に対する人工呼吸器管理などの集中治療管理である．

まず，A（気道）B（呼吸）C（循環）の安定化が最優先される．必要に応じて，気管挿管・人工呼吸器管理，大量補液，カテコラミン投与などの集中治療管理を開始する．

重症熱中症に対して，特定の冷却法を支持する比較試験は行われていない．若者の労作性熱中症には，アイスプールが推奨されている．また，高齢者の非労作性熱中症には蒸散冷却法が推奨されており，冷却輸液や氷嚢での局所冷却を追加するのがさらに有効であるとされている．血管内冷却カテーテルを用いた深部冷却（サーモガード）やゲルパッド式水冷体表冷却（Arctic Sun）などの最新式体温管理装置を用いた冷却は，本邦でも報告があるが，従来からの体外冷却以上の有効性は示されていない．

Heatstroke STUDY-2010,12,14 で深部体温が 40℃以上で中枢神経症状を呈した 193 症例を対象とした報告では，**表17-3** 冷却法ごとの死亡率に示したように，点滴のみでは死亡率が特に高いので，体外冷却・体内冷却などの積極的な冷却を行うべきである．ただし，特定の冷却法を推奨するものではないので，各医療機関が実情に応じて冷却法を採用して構わない．

表17-3 冷却法ごとの死亡率

		冷却方法		
		併用・体内冷却	体外冷却	点滴のみ
転帰	生存	76	69	8
		83.5%	78.4%	57.1%
	死亡	15	19	6
		16.5%	21.6%	42.9%
合計		91	88	14
		100.0%	100.0%	100.0%

重症熱中症は，中枢神経，肝，腎，DIC，循環器などの多臓器不全を呈する．集中治療管理が必要になることも多い．さらに，中枢神経障害に対する低体温療法，肝障害・肝不全に対する輸血・血漿交換・肝移植，腎不全に対する血液浄化療法，DIC に対するリコンビナントトロンボモジュリン投与などを行った報告があるが，各臓器障害に推奨される特定の治療法はなく，対症療法を中心に集中治療管理が行われているのが現状である．

付 外国人にも対応できる注意喚起パンフレット

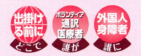

☑ 熱中症にならないための注意点

　日英中韓4カ国語で書かれた熱中症の注意喚起パンフレットは，平成28～30年度の厚生労働科学研究費補助金（健康安全・危機管理対策総合研究事業「2020年オリンピック・パラリンピック東京大会に向けた外国人・障害者等に対する熱中症対策に関する研究」研究代表者：三宅康史）の助成を得て作成された．左ページでは，ならないための注意事項が示されており，日頃から積極的に外出し暑さに慣れることや，日常的に健康な身体作りを心がける重要性が記載されている．また，出掛ける前に，自分でできる暑さ対策をしっかり行うこと，不安があるときには自分一人で出かけず，誰かに付き添ってもらうことも推奨されている．目的地に着くまでの道順で，トイレ，コンビニなどの場所確認や使い勝手，当日の天気や混雑予想などの生の情報，そして体調不良時には予定の変更を決断する必要性なども強調されている．英語版を含め広く利用されることが望まれる．

　元々は，パンフレットの冒頭でも示されているように，特に身体障害者や訪日した外国人観光客向けに作成されているが，その内容は一般の人にとっても十分役に立つ内容になっている．

☑ 熱中症になったときの対処法

　右ページは，熱中症が疑われる症状が出たときに，現場で対応可能かそれとも医療機関へいくべきかの判断を，応急処置を施しながら1つずつ確認する方法が示されている（出典：環境省「熱中症環境保健マニュアル2018」）．熱中症になった，あるいは熱中症かもしれない場合に，このアルゴリズムに従ってチェックを進め，すべて「はい」で，1番下まで来れば，現場で対処可能な軽症：Ⅰ度となるが，呼びかけに反応しない，水分を自分で飲めない，症状が改善しない場合には，矢印が右に移り，医療機関での診察が必要な，中等症の熱中症：Ⅱ度以上になる．入院適応のⅢ度かどうかは，医療機関で医師が判断する（解説16参照）．

夏期熱中症に対する注意喚起

身体障害者、外国人観光客向けに作成されていますが、一般の方にとっても有用です。既に多くの方々が日頃から実践している熱中症予防策ですが、もう一度確認しておきましょう。

熱中症にならないために

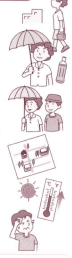

1. 日頃から積極的に外出を心がけ社会とのつながりを保つことで、暑さに順応し熱中症になりにくい体質になることができる。

2. 初夏からの外出時は常に暑さ対策を心がけ、日傘、帽子などで直射日光を避ける、風通しの良い速乾性の服装を心がける。冷たい水分の携帯、それを購入するための小銭など、出掛ける前に確保する。

3. 長時間の外出の場合には、出来れば一人での外出は避け、一緒にいてお互いに相手に気を配れるバディーと行動を共にすることが望ましい。

4. 途中経路そして目的地での、使用できるトイレの場所、冷房の効いたクーリング・シェア・スペース(コンビニ、量販店、公民館、スーパー、など)の場所の確認をしておく。

5. 当日の現地およびそこまでの経路の混雑予想、天候(日射、風の強さ、場合によってはゲリラ豪雨の危険性も)、予想最高気温、熱中症注意情報を前もって確認し、当日は常に最新の天気予報にアクセスできるようにしておく。

6. 暑さ慣れできていない状態、体調不良時には、ムリをせず、当日の暑熱環境への長時間の外出を回避する判断も必要である。

熱中症かな、と思ったら

1. 夏の日差しのキツい屋外、風通しの悪い蒸し暑い屋内など暑熱環境に長く居て、あるいはその後の体調不良は、どんな症状であれ熱中症の可能性を考える。

2. 気分不快、倦怠感、嘔気、嘔吐、頭痛、手足のしびれや脱力、意識が遠くなるなどは熱中症の可能性があります。直ぐに周りの人に助けを求め、涼しい場所でゆっくり休み、冷たい水分を補給し、誰かに見守ってもらいながら回復を待ちます。水分がうまく飲めない、調子が回復しない場合は、直ぐに医療機関での診察が必要です。

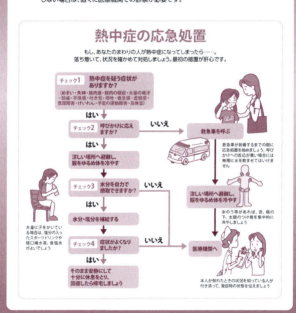

付録 外国人にも対応できる注意喚起パンフレット

REMINDER FOR THE SUMMER HEAT ILLNESS

This aimed to prevent heat illness in hot summer not only for disables and tourists from abroad, but also people at large.

PREVENTION OF HEAT ILLNESS

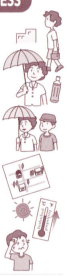

1. Going out regularly and contacting with others will prevent isolation from communities and also be able to adapt to heat.

2. Before going outside even in early summer, please carry umbrella, hats/caps, dry wears for the protection from direct sunshine, and cold beverages (changes to purchase them) for preventing heat strokes.

3. When you stay outside long, please be with someone who can take care and try not to be alone.

4. Please be aware of the laboratory and cool-shaded area, as like convenience stores, supermarkets, community centers providing rest spaces on your way to destinations.

5. When you go out, check weather (temperature, sun shine, wind, torrential rain) and heat risk information, smoothness/crowd on your route in advance. Hopefully carry mobile phones to check latest information anytime.

6. If you have not acclimatized to heat or are not comfortable with heat condition, avoid long stay, tasks, hard jobs under heat conditions. When heat risks are higher, you'd better not to go out.

IF WONDER HEAT ILLNESSES

1 It may be in heat illness, when you feel in bad shape during/after staying/working/exercising under hot, humid, sun shined, poor ventilated condition.

2 These are the symptoms of heat illness.
feel nasty, exhaustion, vomiting, headache, numbness in extremities, faintness, unconsciousness,
If you feel these, please ask for help to surrounding people. Take rest in cool-shaded area and cold beverages to hydrate enough.
If your symptom doesn't improve, please call 119 (emergency call) for ambulance.
You may be needed immediate medication.

Emergency treatment for heat illness

When you find somebody fall in heat illness, calmly check symptoms and environment condition, then start emergency treatment promptly.

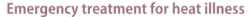

Checkpoint 1 Are there any symptoms related to heat diseases?
Dizziness, fainting, muscular pain, rigidity, heavy sweating, headache, discomfort, vomiting, exhaustion, sinking feeling, impaired consciousness, cramps, disturbance of motility, high body temperature.

YES ↓

Checkpoint 2 Are there any responses?

NO → Call ambulance (call 119)

Before ambulance car arrives, start soon emergency treatments. When he/she does no/less reaction against your ask/action, do not seize for him/her to drink beverages.

YES ↓

Take him/her to cool/shaded/air conditioned apace, release clothes, cool body and take rests

↓

Checkpoint 3 Can he/she drink by himself/herself?

NO → Take him/her to cool/shaded/air conditioned apace, release clothes, cool body and take rests

If you have ice packs/gels, put them to neck, armpits, thigh bases. Where the veins locates. When he/she sweats heavily, provide sports drinks or water include saline.

YES ↓

Take beverages includes saline.

When seat heavily, take beverages includes saline, sport supplement drinks, oral rehydration solution.

↓

Checkpoint 4 Symptoms are improved?

NO → To medical centers

YES ↓

Stay calm and rest enough. After improving symptoms, he/she can back to home.

When he/she is ambulanced, people understand context of his/her accident should accompany with and explain to doctors.

夏季中暑的相关提示

该说明为残障人士和海外游客,以及广大民众提供预防因高温引起的病症的相关信息。

预防中暑

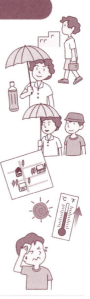

1. 经常外出活动及与他人联系可以防止脱离社区,还能够适应高温。

2. 即使是在初夏外出时,请自备遮阳伞、帽子、干爽衣服以免阳光直射,以及携带冷饮(自备零钱用于购买)以防中暑。

3. 当你长时间在外时,请有人陪同在侧照顾你,尽量不要孤身一人。

4. 在途中请留意可提供卫生间及有空调的休息场所,如便利店、超市、社区中心等。

5. 当你要外出时,请查阅天气状况(温度、太阳辐射、风、以及突降暴雨的危险),最高温度预报、注意中暑警告信息及提前了解道路畅顺/拥挤的状况。建议携带手机以便随时查询最新资讯。

6. 如果你不是应高温或对高温感到身体不舒服,请避免需要长期待在户外重体力工作。当遇到较高的高温风险时,最好不要外出活动。

是否有中暑

1. 当你感到身体不适，比其室外，在酷热、通风不良、闷热、阳光照射下的室内/停留/工作/运动均有可能引致高温相关的疾病。

2. 高温相关的疾病症状包括：
   ・感觉不适・疲劳・恶心・呕吐・头痛・四肢麻木・虚弱・无意识
   如果你出现以上症状，请及时向周围人求助。在凉爽的区域休息以及补充水分以防脱水
   如果你的症状没有改善，请拨打119（急救电话）叫救护车，因为你可能需要立即接受医疗救护救。

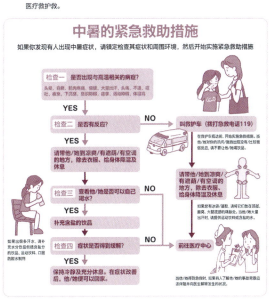

여름철 온열질환(열중병)에 관한 주의환기

신체장애자, 외국인관광객을 위해 작성되었지만, 일반인도 유용합니다.
이미 많은 사람들이 평상시 실감하고 있는 온열질환(열중병) 예방책이지만 다시 한번 확인해 봅시다.

온열질환(열중병)에 걸리지 않기 위해서는

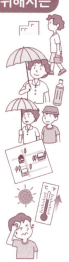

1. 평상시 적극적인 외출을 통해 사회와의 연계를 유지하면 더위에도 순응하하게 되고 온열질환(열중병)에 잘 걸리지 않는 체질이 되는 것이 가능합니다.

2. 초여름부터 외출할 때는 더위대응에 신경써서 양산, 모자 등으로 직사광선을 피하고, 바람이 잘 통하는 옷을 입습니다. 찬물을 휴대하거나 물을 구입할 수 있는 동전 등도 외출 전 준비합니다.

3. 장시간 외출할 때는 가능한 혼자서 외출을 삼가 하며, 서로 신경써주는 동료(buddy)와 함께 행동을 같이 하는 것이 바람직합니다.

4. 도중경로 그리고 목적지에서 사용 가능한 화장실의 위치, 냉방이 되는 에어컨, 공동사용 가능장소(편의점, 가게, 주민센터, 슈퍼마켓 등)를 확인해 둡니다.

5. 당일의 현지 또는 그곳까지 가는 경로의 혼잡예상, 기상(일사, 풍속, 장소에 따라서는 게릴라성 호우의 위험성 등), 예상최고기온, 온열질환(열중병) 주의정보를 사전에 확인하고, 당일은 최신의 기상예보를 확인합니다.

6. 더위에 적응하지 못한 상태이거나 몸의 상태가 좋지 못한 때는 무리하지 말고 더운 환경에 장시간 외출을 삼가 하는 것이 좋습니다.

온열질환(열중병)에 걸렸다고 생각될 때

1 여름 햇살이 강한 야외, 바람이 잘 통하지 않는 습하고 더운 실내 등 더운 환경에 오랫동안 있을 때, 또는 그 이후 몸의 상태가 좋지 않을 때는온열질환(열중병)의 가능성을 생각해야 합니다.

2 기분불쾌, 권태감, 매스꺼움, 구토, 두통, 손발의 저림과 몸에 힘이 빠짐, 의식이 몽롱해지는 것은 온열질환(열중병)에 가능성이 있습니다. 즉시 주위 사람에게 도움을 요청하고, 시원한 장소에서 천천히 쉬며, 수분을 공급하고 누군가가 지켜보는 가운데 회복을 기다립니다. 물을 잘 못 마시거나 회복되지 않을 때는 즉시 의료기관의 진찰이 필요합니다.

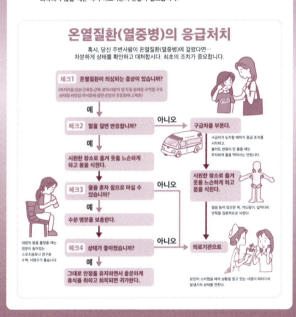

索引

■あ行

アイスプール	91
赤ら顔	83
悪性腫瘍	74
暑さ指数	20
データ送信サービス	44
予測値	43
アルコール摂取	68
一次救命処置	48
一次心肺蘇生術	87
Ⅰ度	25
梅昆布茶	69
運動時熱中症	40
腋窩	85
嚥下機能低下	69
嚥下障害	77
応急処置	30, 32, 86
屋外イベント	62
屋内	33

■か行

夏季のイベントにおける熱中症対策ガイドライン	46
核温	63
覚醒剤	38
かくれ脱水	70
肝移植	94
眼球陥凹	83
環境	39
環境省熱中症環境保健マニュアル2018	34
肝障害	30, 93
感冒薬	38
顔面紅潮	83
気象庁ホームページ	45
基礎疾患	33, 35
救急車搬送データ	21

救急搬送数	40
競技時間帯	51
競技ルール	51
緊急度（重症度）判定アルゴリズム	86
筋肉運動	40, 65
経口補水液	69
経済的弱者	41
携帯電話向けの情報サイト	44
頸部	85
血液凝固障害	30
血液浄化療法	94
血管収縮薬	37
血管内冷却カテーテル	93
血漿	79
血漿交換	93
ゲルパッド式水冷体表冷却	93
降圧薬	74
抗うつ薬	37
高温多湿環境	65
口渇中枢	34
高血圧	33
口腔内乾燥	83
高次機能障害	77
抗精神病薬	37
厚生労働科学研究費補助金	95
厚生労働省通達	49
厚生労働省労働基準局	55
高体温	30
抗てんかん薬	37, 38
行動	39
行動性体温調節	75
抗パーキンソン病薬	38
抗ヒスタミン薬	38
抗不安薬	38
抗不整脈薬	38
興奮剤	38
高齢者	29, 75

誤嚥	69
氷水浸漬	64
国際マラソン医学協会医療救護	
マニュアル	47
「ごっ9ん」ルール	52
古典的熱中症	20

■さ行

サーモガード	93
細胞外液	79
細胞内液	80
Ⅲ度	25
自己申告	41
実況推定値	43
社会的孤立	35
車内温度	84
集団活動	41
集中治療管理	93
循環血液量減少	28
蒸散冷却法	91
小児の熱中症	83
小脳症状	77
初期症状	28
職場における熱中症の	
予防について	55
暑熱順化	85
初発症状	28
心疾患	74
腎障害	30
深部体温	27
深部冷却	93
水分補給	86
水分保持能力	80
睡眠薬	38
スポーツ	35
スポーツ活動	50
スポーツ関連熱中症死	51
スポーツドリンク	69
スポーツパフォーマンス	51
精神疾患患者	29
咳止め	38
ゼリータイプ	69
全身倦怠感	83

前提条件	30
臓器虚血	30, 65
臓器障害	30
相対湿度	40
総務省消防庁	21
鼠径部	85
組織間質液	79
ゾニサミド	38

■た行

体温上昇	65
体温調節機能	34
体温調節に影響を及ぼす薬剤	77
代謝水	79
体調	39
体調不良	87
体表体温	27
脱水	65
脱水症前段階	70
脱水の補正	30
だるさ	84
地球温暖化	71
注意喚起パンフレット	95
中央労働災害防止協会	55
中枢神経障害	77
中枢動脈触知不良	83
直腸温	63
鎮痙薬	38
ツルゴール	81
低下	83
低体温療法	93
東京消防庁疾病観察カード	90
東京都少年サッカー連盟	
「熱中症対策ガイドライン」	48
糖尿病	33
ドーピング違反	52
独居高齢者	77
トピラマート	38
トリアージ	89

■な行

内服薬	35, 37
ナトリウム欠乏性脱水	72

2020年オリンピック・パラリンピック東京大会に向けた外国人・障害者等に対する熱中症対策に関する研究　95
日常生活における熱中症予防指針　37, 49
Ⅱ度　25
日本救急医学会　21
日本サッカー協会　48
日本スポーツ協会　47
日本生気象学会　37, 49
乳幼児　29, 83
尿量減少　83
認知症　33
妊婦　29
熱けいれん　20
熱失神　20
熱射病　20
熱中症および低体温症に関する委員会　21
熱中症環境保健マニュアル2018　24
熱中症関連推奨エビデンスレベル　52
熱中症救急搬送者数　45
熱中症弱者　29
熱中症重症度スコア　92
熱中症診療ガイドライン2015　24, 26
熱中症に関する委員会　65
熱中症予防運動指針　37, 43
熱中症予防情報サイト　43
熱伝導　34
熱疲労　20

■は行

ヒートアイランド現象　71
一人暮らし　35
非労作性熱中症　20
頻尿治療薬　38
不感蒸泄　79
輻射　75
フランス熱波　74

プレ・クーリング　53
粉末タイプ　73
ベビーカー　84

■ま行・や行・ら行

味噌汁　69
ミトコンドリア　63
メール配信サービス　44
メッツ　50
毛細血管再充満時間延長　83
毛細血管充満　81
輸血　93
酔い止め　38
ラクテック　91
リコンビナントトロンボモジュリン　94
リスクファクター　33, 66
利尿薬　37, 74
涙流低下　83
冷却　30, 86
冷却輸液　93
労作性熱中症　20
老人施設　74
労働　35
労働災害　55
老老介護世帯　77

■欧文

Arctic Sun　93
β遮断薬　37, 38
BLS　48, 87
Cold Water Immersion　91
DIC　30
Heat Stroke Study　27
Heatstroke STUDY2017　21
Ice Water Immersion　64
Mets　50
OS-1　69
STOP！熱中症 クールワークキャンペーン　55
WBGT　20
　熱ストレス指数の基準値表　58

現場で使う!!
熱中症ポケットマニュアル　　　　　　　Ⓒ

発　行	2019 年 7 月 20 日　1 版 1 刷
編著者	三宅康史
発行者	株式会社　中外医学社
	代表取締役　青　木　　滋
	〒 162-0805　東京都新宿区矢来町 62
	電　話　　(03) 3268-2701 (代)
	振替口座　　00190-1-98814 番

組版 /(株)月・姫　　　　　　　　　　　　　　＜YT・SK＞
印刷・製本 / 横山印刷(株)　　　　　　　　Printed in Japan
ISBN978-4-498-16610-3

JCOPY ＜(社)出版者著作権管理機構 委託出版物＞

本書の無断複製は著作権法上での例外を除き禁じられています.
複製される場合は, そのつど事前に, (社)出版者著作権管理機構
(電話 03-5244-5088, FAX 03-5244-5089, e-mail: info@jcopy.
or. jp) の許諾を得てください.